苦難が宝に変わる物語

依存症・ひきこもり・スピリチュアリティ

著

米田栄之

星和書店

Seiwa Shoten Publishers

2-5 Kamitakaido 1-Chome
Suginamiku Tokyo 168-0074, Japan

刊行に寄せて

トータルカウンセリングスクール創設
田中信生

米田先生のすばらしいお働き、また、出来上がった充実した文章を読ませていただいた時、「その最初に、一文を」と請われましたが、あまりにもその任にふさわしくないことを申し上げました。しかし、それでも良し、とのことでしたので、ひとこと書かせていただきます。

これからお読みになるあなたも、幾度も読み返されるでしょうし、読み返すごとに、終わりない心の深みを著者によってガイドしてもらえることは貴重な体験です。

全体を通し、三つの点が心にとまりました。三原色がたった三色なのに、人間の歴史が続く限り絵の世界に終わりがないように、これから申し上げる三つは、様々な状況で織りなし、あなたならではの美しい絵画をもたらすことでしょう。

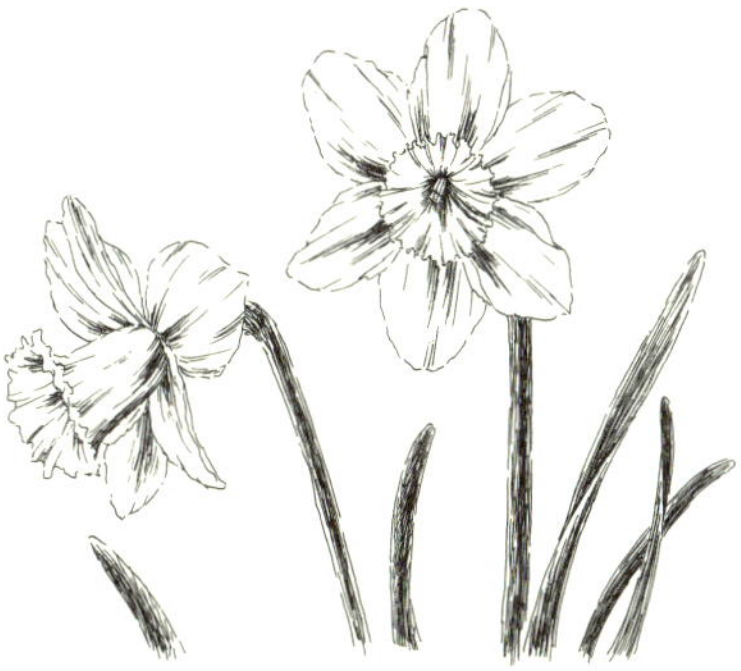

まず第一に、著者、米田榮之先生のお人柄です。「文章は人」と言われますが、何度も個人的にお目にかかり、お話を承り、また、大阪より小生の住む東北の地に来ていただき、ご講演をしていただきました。その深い交わりの中で、その都度、深みがあり、実績のある先生なのに謙遜な方でいらっしゃることです。実体のない人が「不十分で」というフレーズを使われても、ただ、事実を語っているに過ぎない、という印象を受けますが、先生の謙虚さは、このご本をお読みになっておわかりのように、確かな実体があるがゆえに、謙遜さに言いしれない深みと輝きが感じられ、直接、先生にお会いにならない方でも、このご本を通して、その味わいを十分に味わっていただけることでしょう。先生のこれまでのお働きや歩みが記されておりますが、そこからも垣間見ることができるのは感動です。

第二のポイントは、臨床体験の豊かさです。先生との出会いが、さながら、読者が側にいるかのように明解に見えてまいります。医師の仕事は病んでいる所に接しますから、人間を診ると同時に、本質である病気そのものを徹底的に解明し、向き合うことは当然のことでしょう。しかし、その深みもさることながら、先生は、まずその人の存在としっかり出会っていらっしゃるという事実です。「我と汝」のブーバーの話も出てきますが、日本的文化の中で成長し、豊かな大自然の中で日本的「和」の中で育った私たちにとって、先生は、人間の体を物体（it）ではなく、一人格として明解に捉え、相手にどのような歴史があっても、無限の可能性と価値のある一人格として、ブレることなく捉えていらっしゃることは驚く限りです。

小生も、しばらくの間、アメリカで心の世界を学ばせていただきましたために、代表的な日本の精神科医の紹介を求められると、誰よりも先に米田先生を紹介させていただき、文中にもありますように、国境を越えて、彼らが感動するのは、人間を人格として捉え、その峻厳なまなざしと共に、その厳しさを補って余りある日本的、東洋的豊かさが言いしれない距離感でハーモニーしている絶妙な世界です。

先生がお使いになる「スピリチュアリティー」という意味合いは、宗教性という言葉と一線を画しており、独自の見解と、先生が到達なさった世界のすばらしさに、あなたも誘われて行かれることでしょう。

第三は、先に書きました「スピリチュアリティー」という点です。限りある私たちが「限りある者である」という認識は、永遠を思う思いに支えられて、その対句としての有限性があぶり出されるわけです。しかし、科学を為す人たちは、一般的には、そのような世界に距離を置きます。科学者として、人間を超越した、そのような世界を語ると、「あの先生は、あちらの方に行かれた」などと揶揄されることは、あなたもご存じでしょう。目次を見たときには、つい、その危惧を与えますが、実際に読ませていただき、スピリチュアリティーの理解の深みは、精神的世界の様々な考え方、さらに、その背景にある宗教性も、○○教という一点に留まることなく、すべてを包括して捉えていらっしゃいます。まさに、永遠なるもの、しかも、それが哲学としての永遠ではなく、命あるもの、すなわち、人格として、知的に理解していらっしゃるのではなく、そのものをしっかり生きていらっしゃることが、この本のすばらしさの拠り所に他なりません。

お読みになるあなたも、くり返し読むごとに、新しい発見をなさることは間違いありません。これまで、日本の精神医学界に大きな実績を残され、先生の「集大成」と書こうと思いましたが、まさに、これからが先生の新しい始まり、"It's just beginning."という新鮮さを感じるのは、あなたも同感なさることでしょう。

先生のますますのご活躍が期待されますし、次のご本が楽しみでなりません。

緒　言

一、本書執筆の動機とその後の展開

社団法人全日本断酒連盟第四十七回全国大会が、平成二十二年十月三日、和歌山市ビッグホエールで、盛大に執り行なわれた。

かつての私の患者さん達が、この大会の準備に精力的に努力され、当日の会の運営にも活発に活動されている様子に接して、私は、ほのぼのと、かつしみじみとした幸福感に包まれた。この回復者達の熱気、つよいパワーに心打たれたのだった。

午前のプログラムが終了し、控室に戻ろうとした時、私の所へ来て、名刺を差し出された人がいた。それは、下司孝之氏(注1)だった。面識は初めてだった。あと、控室へ戻って、食事を緒にしながら、約一時間ばかり話し合った。全国大会の前日にとり行なわれた、大会関連行事「虹の会」での氏の講演内容の記録を、その場でいただき、その出だし部分を読み出して私は驚いた。以下、部分的に、そこを抜粋する。

「『松村春繁の原点に立ち帰り』とよく言われるのですが、ここ和歌山においてはもうひとつの原点が存在していると感じています。それは内面性を大切にしてゆこうという理念です。――中略――全断連初代会長・松村春繁さんの顕彰とともに和歌山初代断酒道場長・児玉正孝さんの理念を反芻したいものです」

児玉断酒理念についての、このような高い評価と認識を提示した文に接したのは初めてだった。私はこれまで、児玉断酒理念についての解説や考察を、機関誌に発表したり、本に述べたりもしてきたが、断酒会への浸透は今ひとつという感を抱いていた。

この下司氏の文に刺激されて、私は児玉断酒理念のすぐれた点をもっと紹介したいと思った。そこで、心に浮んで来たのは、重い依存症から回復した、栗原司氏の歩みだった。私は、彼の回生の転機となった、どん底時のスピリチュアルな体験について、症例Kとして学会で報告したことがある。(注2) そこで、彼に自分史を書いてはどうかとすすめ、彼は一度断わったが、私は再度、児玉道場長への恩返しと思って書いてはどうか、と翻意をうながし、彼はやっと筆をとったが、遅々としてはかどらぬようだった。

それで、私は質問の形で彼に問い、その答の内容をメモし、それをまとめるという形で、ストーリーは進んだ。率直に、時にはずい分とぶしつけな質問もしたが、彼は気持良くなんでも答えてくれた。

最初は、彼の自分史、回復物語に、私の解説を付与するという本の構想だった。

ところが、和歌山の病院退職後、私が行なっていた、ひきこもりの支援活動としてのグループワークに、もとひきこもりの泉野光江氏(注3)が途中から加わるようになり、彼女の回復の経緯を聞くと、スピリチュアルな体験が転機になっていた。それで、この本の構想に、彼女にも参画してもらうことになり、私は彼女について同じように問い、それを回復物語としてまとめることになった。そして、その解説をも付与することにした。

しかし、評論家のような顔をして解説に終始するのは、いささか座り心地が悪く、私も、同じように自分の体験記を書いてバランスをとってはどうかと思った。そこで、思い浮んだのは、スピリチュアリティについての体験記だった。

そんな具合で、結局依存症、ひきこもり、スピリチュアリティの三部門が生まれることになった。

小説家が構想をまとめて、いざ書き出すと、主人公が小説家の意図に反して、勝手に行動し出すという話を聞いたことがあるが、本書の場合も、テーマが最初の意図から、どんどん膨れ上り、このような決着となった。

二、ひきこもり、スピリチュアリティ

上記のように、執筆の直接の動機は、児玉断酒理念にあったが、「ひきこもり」「スピリチュアリティ」の体験記が加わることになり付随的にその解説も必要となった。

（a）ひきこもり（アディクション説）

平成十五年七月、日本外来精神医療学会が大阪で開催されることになり、そのプログラムに、ひきこもりのシンポジウムも予定されていて、当時の大阪府・心の健康総合センターの岡田清所長がその司会を私に依頼され、引き受けることにした。学会当日、そのシンポジウムに、学会理事長であった榎本稔氏が質問に立たれ、「ひきこもりはアディクションではないか」と言われた。結論は持ち越されたが、その後も、かつてアルコール依存症の医療をやっていた精神科医達からこの説が出され、先年中垣外正和氏が来阪して講演された際、私は同氏に質問し、氏もひきこもりアディクション説であることを確認した。私自身も、同説に同意できるところがあり、本書ではこの視点に立って解説を試みることにした。

（b）スピリチュアリティ（M・ブーバーの「我―汝」）

M・ブーバーの「我と汝」の訳者である野口啓祐氏は、その訳書[注4]の末尾の解説のところで、近時、「精神療法を専門とする臨床家のあいだでは、フロイトやユングの精神分析のかわりに、ブ

ーバーの『われとなんじの出会い』を原理とする、あたらしい精神療法が鋭意研究されている」と述べている。主にドイツ語圏のことのようである。

M・ブーバーの同書は、私の体験記の中でも触れたように、私にとり、特筆すべき書であり、今回スピリチュアリティの問題を論ずるにあたり、このブーバーの哲学を臨床の場で、援用・応用させていただくことにした。

三、付記

以上のように構想は早くから生まれていたが、執筆の方はそれに伴なわず、発想・意欲が湧いた時にだけ筆を執るといった具合に、遅々として進まず今日に至った。しかし、時間の経緯とともに、構想の上で新しい視点・視野が生まれて来たことも事実であり、そのことを付記し、緒言の結びの辞とさせていただく。

注１：下司孝之氏の父君は、全断連最高顧問の下司孝麿氏であり、平成二十三年六月二日、享年九十六歳

で死去された。かつて、米田の勤めた高知市の病院の精神神経科科長の前々任者であり、同退職後、昭和三十四年夏、下司病院を開設された。精神科医の会合では、よく断酒会のことを話されていたことを思い出す。高知県断酒新生会の小林哲夫氏は、全断連の機関誌「かがり火」の平成二十三年九月号で、次のように追悼の言葉を寄せている。「先生と松村会長は全断連の生みの親であります。また、全断連結成後から半世紀、物心両面から全断連を支えてくださいましたので、育ての親の一人ともいえます。——中略——六十年に渉る酒害と向き合った日々、これからはどうか安らかにお眠りください」。

注2：第十八回日本アルコール関連問題学会（於・京都）の専門講座における講演（平成八年七月五日）米田栄之著「アルコール依存症」（一七七〜一七九頁に収録）星和書店、一九九九年。なおここで分裂病とあるは、現在統合失調症に改名されている。

注3：プライバシー保護のため仮名

注4：「孤独と愛—我と汝の問題」（創文社、一九五八年）

●目　次

第二部　解説　85

第三章　スピリチュアリティ

第三部　体験記を読む　157

第一部　体験記

第一章　依存症

愛するが故の酒との訣れ（注1）

栗原司（述）

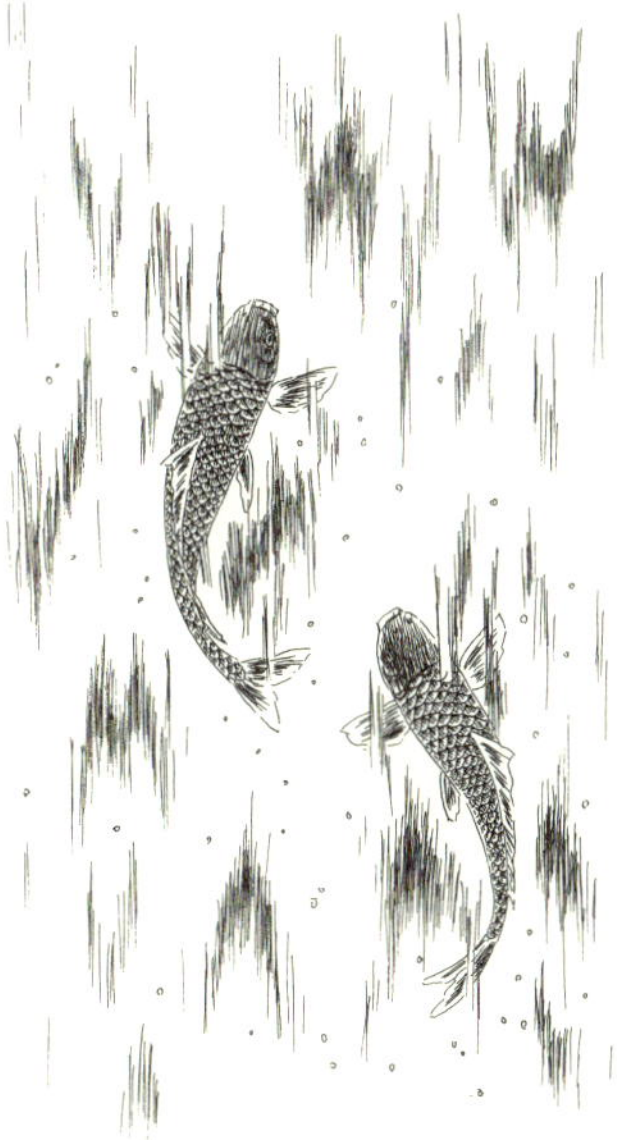

一、出自

私は、昭和九年八月、静岡県熱海町に生まれました。生まれた時の家族に、祖母・父・母・兄・姉がおり、私の後に、妹・弟・妹と生まれています。また、出生時、すでに兄二人と、姉が亡くなっていました。

当時、父は熱海町役場の課長を勤めていました。

先祖は、徳川時代に、箱根山の麓で参勤交代の大名の休憩所を営んでおりました。大名相手ですので、広い土地を所有しており、名字帯刀を許された家柄でした。

理由は後ほど述べますが、祖母の代には、すでに落ちぶれておりましたが、それでも祖母は、先祖を誇りに思っていたらしく、幼い頃私は祖母をからかって、「どうせ雲助の親分なんだろう」と言ったら、祖母は「雲助なんぞは滅多に家に入れなかった、煙草の火を借りに来ても、火種を外に放り投げて、敷居をまたがせなかった」と大変叱られました。

父より上の三代は、男子に恵まれず、三代続きの養子でした。最初の養子の頃は、恐らく明治に入っていたのだと思います。休憩所はすでに廃業しており、この養子は、米相場や材木相場の投機に凝ってすべて失敗に終わり、莫大な借財を遺しました。二代目の養子も同じくあずき相場の投機に凝り、同じように失敗し、最後は酒造業を営んだようですが、これも失敗に終わり、借財は更に増え、箱根の屋敷はすでに人手に渡っていました。三代目の養子は、つまり私の祖父にあたりますが、借財を返済するべく、働きに働き続けたようです。この祖父は、私の生まれた時すでに亡くなっていました。父の代になって、父は、畠と山を売って箱根の屋敷を買い戻しました。屋敷跡に鉄筋の家を建てるのが、父の夢だったようです。その用意として貯めていたお金は、敗戦によって無価値となり、父の夢は、はかなく消え去りました。

二、家族

次に、私と関係のある家族について述べることにします。

祖父　私が生れた時は、すでに亡くなっていました。五十歳頃亡くなったようです。私の印象ですが、祖母の尻に敷かれていたようです。典型的な昔の婿養子ではなかったかと思います。「働きっぱなしで、楽をせず」と父は述懐していました。まるで、借金を返すために婿に入ったようなものです。

祖母　名門、と言っても、すでに落ちぶれてはいましたが、その子女にあるまじき軽率な結婚を最初にしています。上二代の養子は全く信用できない存在だったので、養子を迎えることに、疑問・不安があったのか、あるいは莫大な借財をかかえていて、その世界から逃げ出したかったのか、理由はよくわかりませんが、旅芸人と結婚しています。結婚してみると、その旅芸人は仕事をせず、笛ばかり吹いていたので家から追い出されたそうです。次に迎えた婿養子は、よく働きましたが、祖母はかかあ天下だったようです。母からすると、気のつよい、きつい姑《しゅうとめ》ではなかったかと思います。祖母と父との結びつきが強く、父が母の味方をしてくれなかったので、そのことを母はうらんでいたのではないかと思います。祖母と母との間に、余りコミュニケーションは無く、私と祖母との間には、コミュニケーションはあって、祖母は私をかわいがってくれました。

父　父は、栗原家に三代続いた養子の後、やっと生まれた男子でした。ために、お祭りさわぎだったらしいです。父は長男で、あと妹（長女）・弟（次男）・妹（次女）・弟（三男）・弟（四男）と続きます。四男の弟は、早稲田大学を出て、あと満鉄に勤めました。

父は、小学五年迄しか行っていません。父は努力家で、早くに亡くなった子もいますが、自身の弟妹と自身の子を含めて、総計九人の子育てをしています。父は苦労したんだな、という思いが私にはあり、えらいなあと尊敬していました。と同時に、父は私にとり大変恐い存在でした。母は何かあるとすぐ「父に言いつける」とおどかしましたが、父に叱られたことは一度もありません。それでも、父の無言が恐かったのです。父とは、ふだん余り話をしなかったように思います。食事のときも、無言で食べることが掟《おきて》のようであり、誰か喋ると叱られました。父は長男であり、あと五人の弟妹がいますが、彼等（私にとり叔父叔母）も父によって育てられました。

父の長男（私の一番上の兄）は、小学六年の時、腹膜炎で亡くなっています。この兄はすぐれていたらしく、亡くなる前に「先立つ不孝をお許し下さい」と言って、息を引き取った、と聞いています。恐らくこの兄は、栗原家を再興する者として、期待を寄せられていたのではなかったかと思います。父母の悲嘆は大変だったらしいのです。と言うのは、この兄は逆子として生まれていて、私も逆子として生まれてきたので、私を長男の生まれ変わりと思って大変喜んだらしいのです。そのせいか、父は私のすぐ上の兄を差し置いて私を特別視していたような気がします。私の姉が一番よく父に叱られていましたが、私は高校時代に当然叱られるようなことをやっても、たとえば、出席日数が足りないことが、ばれても、父は叱りませんでした。でも、そのためか、父の無言は一層恐かったのです。

母　私は母に甘えた記憶はあまりありません。私のあと、すぐに妹が生まれたので、私は祖母にあずけられたせいかもわかりません。母は私にとり安全基地という感じはあまりありません。母は、何かあるとすぐ父に言いつけると言いました。私は内心母を馬鹿にしていたようなところがあります。母も私に叱ることはしました。やさしさはあったように思います。でも私は、母の言うことを余り聞きませんでした。例えば、早く帰るようにと言われても、その通りしませんでした。

母はおとなしい人でした。父は給料を母に渡さず、従って父の給料はいくらであるかも知りませんでした。母は父の言う通りにしていました。祖母のところで述べたように、父と祖母との結びつきが強く、父が母の味方をしてくれなかったようです。

私が母に何か頼んでも、全部父に相談するので、母に言ったところで仕方がないと思い、だんだん母を無視するようになりました。母への信頼感は乏しかったように思います。しかし、今ふり返ってみて、母の恩を感じ、申し訳なかったと思います。

小学生の頃、妹と母方の祖父母のところへ疎開したことがあります。栗原家は曹洞宗ですが、母方は日蓮宗でした。祖父母は仏壇の前で太鼓を叩いてお経を唱えましたが、私と妹も太鼓をたたきました。妹はその祖父母にかわいがられましたが、私は祖父母の言うことを、あまり聞きませんでした。

次に、幼時期（小学校へ入学迄）のエピソードのようなもの、その二～三について述べます。

三、幼時期エピソード

エピソード1　七五三の祝いとして、五歳の時、父は、金モールのついた陸軍大将の軍服を買ってくれました。私は大元帥だと言ったら、六歳上の兄は、大元帥は天皇だから、なれないと言い、私は駄々をこねて、天皇になると言い張りました。

エピソード2　五歳の時、母の弟が出征することになり、見送りに来ていた村の人達のところで、何かあいさつのようなことを言いました。はっきりした記憶はありませんが、「手柄をたてて元気に帰って下さい」というようなことだったと思います。村の人達には、リコウな子、スゴイ子と評判になったようです。ただ母方の祖父には、そんな育て方をするなというようなことを言われたらしいです。

エピソード3　小学校へ入学する前。吉川英治の「宮本武蔵」を全巻読みました。チャンバラ、彼の強さに心ひかれたのかもわかりませんが、面白かったという印象はあります。巌流島の決戦も覚えています。わざと遅刻をして、相手をじらせるのも兵法と思いました。武蔵・又八・お通の三人は覚えております。「あんなものを読んでいる」と姉から父へ告げ口されました。恋愛ものが出てくるためだったかもしれませんが、父は私に何も言いませんでした。小学校へ入る前でしたが、大体読めて理解はしていたようです。字は、姉と兄に教えてもらったのだと思います。

四、小学校（疎開とどぶろく）

小学校の三、四年生の頃、大平洋戦争中で、すぐ下の妹と、母方の祖父母の所へ疎開し、妹はよく言い付けを守り、かわいがられましたが、私はあまり守らずよく叱られたことはすでに述べました。が、特に祖母には、母よりも口うるさく言われ、また、祖父からは、妹を見習えと叱られてばかりでした。

母方祖父はどぶろくを造っていて、私はそれを盗み飲みしましたが、別に旨いとは思わず、これは一ヵ月で自分で止めました。

小学校五、六年の頃、母にうるさく干渉された時、取っ組み合いをしたことがあります。姉も母とよく口喧嘩をしていました。

小学生の頃、勉強はあまりしませんでしたが、成績は上位でした。

五、中学校（演劇・講談・花咲く思春期）

中学校に入って演劇、バレーボール、陸上競技（マラソン・走り高とび・走り幅とび）音楽（バイオリン）、講談などをやりました。バイオリンは、私の要望を母が父に伝えてくれて、買ってもらいました。クラブ活動は、午後の七時から八時頃迄やっていました。また、かわいがってくれた教師が三人いて、先生の当直のとき、一緒に泊ることもありました。最初の三回くらいは、親へも事後報告ですみ、あとは報告なしでもOKでした。放任と言ってもよいのかもわかりません。

その頃、父は横浜の市役所に転任しており、横浜市に住み、土曜日に家族のところへ帰って来ていました。当時、家族は父の生地・塚原に住んでいました。

演劇では主役をやり、バレーボールは正選手、マラソンもトップクラス、成績はトップでなかったけれども、一〇〇人中一〇番以内に入っていました。勉強は授業に出ただけで、家ではほとんどやりませんでした。

バレーボール、陸上競技では、他校との試合に出ました。演劇では、三島市の文化祭に出演しました。当時、私は劇団民芸の滝沢修・宇野重吉に、以前からあこがれていて、親に無断で、弟子にしてくれと訪ねて行ったことがあります。「高校を出てから、もう一度来なさい」と言われました。

自分で言うのもおかしいですが、父が私を容姿で特別視していたようでもあり、兄が私を応募写真のモデルにしたこともあります。女の子にもてていたようであり、妹が同級生から、私を紹介してくれと、何人からも頼まれていたようです。バレーボール、陸上競技で他校との試合に行ったあと、女の子よりラブレターが来ました。手紙には、好きやと書いてありました。

演劇部にいたとき、美術の代用教師が近辺の村の祭で芝居を演じさせました。この時どぶろくを飲みました。教師は黙認していました。この時は酔心地も良く、旨いと思いました。飲酒したついでに講談もやりました。自分は講談のつもりでしたが、その教師は学校へ戻ってから、栗原は落語がうまいと言いふらしました。それで職員室に呼ばれて一席やれと言われました。私は一杯飲まないとできないと言ったら、校長は飲ませてくれました。二〜三席やりました。

先生の当直のとき、一緒に泊まることもあった、とすでに述べましたが、中学三年になって、教師が宿直の時、その都度、近くの密造部落に酒を買いに行かされました。戻って教師と一緒に飲みました。

私の他に学友が二〜三人一緒に泊ったこともあるし、私一人のときもありました。

六、高校時代（傾斜する子とつまずく父）

中学より高校へ進む時、父から早稲田へ行けと言われました。それだけ、私に希望・期待を託していたのだと思います。

妹が中学三年迄、私が勉強を妹に教えていたということもあります。また、妹の高校の入学式に、親代りに私が出席したこともあります。

高校へ入ってより、俺は何でもできるという想いが強くありました。今思うと、強いうぬぼれだと思いますが、当時はそんな風に思っていませんでした。高校には、昔の中学の同級生が多くいました。そこでは、優秀組と不良組と二つに分かれており、私は不良組に入りました。そちらの方が楽だった、という単純な理由だけです。

二年生頃より、授業をさぼるようになり、当時、先輩後輩の序列がきびしかったのですが、遊ぶ方が面白くなり、そういう仲間もいて、いわゆる悪友と遊びました。パチンコ、映画館へも行きました。酒も飲みました。

午前中は、パチンコをやったり、学校で運動をやったり、午後は映画館、夜は酒といった状況でした。

俺は一番えらい、ただ勉強をやらないだけと思っていました。

金持の息子がいて、彼は親の金を盗んでおごってくれました。それが、あたり前、俺にはそういう値打があるんだと思っていました。いくらおごってもらっても卑屈にはなりませんでした。

飲酒もエスカレートし、毎日のときもありました。二人で一升のときもあり、トリスバー、屋台で一週間続くときもあるし、一ヵ月休む時もありました。すべては、友達のおごりでした。彼は、千円ならばれるが、一万円盗んでもばれないと言っていました。

高校生の頃、身長一七五センチあり、顔はかわいいとうぬぼれていました。中・高校生と女子生徒にもてましたが、交際することはありませんでした。ある時、一年上の学年の女子高生の料理の時間の後、私の机の引き出しに料理が置いてありました。また、私の運動着が、きれいに洗濯してアイロンをかけて置いてあったりもしました。そういうことが二～三回あり、そのあと、それをやった人の名を、その人の友達にSさんだと教えてもらいました。私はSさんに逢って、有難うと言いました。そして、夜二人で会うようになり、ある時キスをしました。私にとり、ファーストキスだったのですが、「あなたふるえているね」と言われ腹が立ちました。侮辱されたように思い、翌日遊郭へ行きました。その後も時々遊郭へ行きました。これも友達が金を出してくれました。大抵は、夜遅く帰りましたが、たまに泊るときもありました。泊った時は遊郭へ行ったと家族に言いましたが、全く怒られませんでした。多分、本当だと思わなかったのだと思います。当時は「俺は不良だ」と自分でもそう思っていました。

当時、熱海は市となり、市長とは父は友人関係にあり、助役にと乞われましたが、収入役を選びました。そして、ある事件がおこりました。市長より収入役の父に、よろしくとある人を紹介され、二千万円の融資をしたのです。銀行で契約書を交したのですが、その金は返済されませんでした。いわゆる籠脱《かごぬ》け詐欺に遭ったのです。父は、公金横領罪とされ、懲戒免職となりました。そのことが新聞にデカデカと出ました。しかし、熱海の人達は、父はそんなことをする人ではないと言ってくれ、高校の先生も私をかばってくれました。また、熱海の毎日新聞記者も、父のことをよく知っていて、そんなことをする人ではないと、記事にはしませんでした。しかし、私にはショックだったようで、それがトラウマとなり、飲酒に更に拍車をかけたのかもわかりません。後年、アルコール依存症となり、アルコール性の幻覚症が出て、「お前のおやじは横領罪、詐欺にあったのろま、あほや」という幻聴が出ました。

高校二年の三学期になって、学校から家へ通達がありました。出席日数が足りない、英語と数学の単位が足りないと。しかし、父は叱りませんでした。父は学歴が無かった、しかし、自分では学歴持ちにひけをとらないと思っていたのでしょう。学歴が無くても司は何とかやって行けると思っていたのかもわかりません。

私は、県立高校を自主退学しました。そして、横浜市立横浜商業高校別科へ入学しました。そこを卒業後、美容師の学校へ入りました。

こうして、美容師の資格をとりました。当時、男性の美容師は日本では十名以下だったと思います。

七、美容師資格取得と依存症入院

美容師の学校は一年間で卒業、十八歳でした。免許をとって肋膜炎を患い、三ヵ月間入院しました。退院後、友人がやっている中華料理店へ行って手伝いもやりました。お客用のビールが置いてあって、かくれて飲み放題でした。

十九歳から二十歳迄、姉がやっていた美容院へ就職しました。姉の美容の技の見習い、同時に化粧品売りをすすめてくれる人があり、これはアルバイトとしてやっていました。しかし、収入はすべて酒代に変わりました。月に三万円程度だったと思いますが、毎日飲んでおりました。

一年後、妹が美容師の資格をとって、同じ職場へ来ました。私は、仕事は妹にまかせ、少しだけ仕事をし、あとは抜け出して飲んでいました。就職して二年後、姉は結婚して辞めました。妹と二人、あとを継ぐことになりましたが、美容に必要な品は、全部父が提供してくれました。ある時、二日酔いで気持が悪いと言ったら、客で来ていた芸者が、飲んだらいいと言ったので、その後、朝からも飲むようになりました。そして、客は殆《ほとん》ど妹の客となりました。妹は怒り別の美容院へ修業に行ってしまいました。店は休業同然、客は一日に一人くらいとなりました。美容師は手が震えて仕事不能となりました。すでに美容師の頃、二回入院しております。美容師の仕事は、二十七歳迄です。

二十七歳の頃、水道関係の会社へ入りました。新築の工事や修理などに携りましたが、入社中も二回入院しております。この会社は三十歳の頃つぶれました。

八、結婚（酒の中の挙式）

高校時代に、バーへ共によく行った金持ちの友人二人が、そば屋と酒の小売店をやっていました。仕事が終ってから遊びに行ったり、そば屋の手伝いをしたりしていました。そば屋へ行ったときは酒を飲んでいました。

また、二十四歳頃より家の近くの土産物店へ、暇つぶしのつもりで夜に、給料無しで手伝いに行っていました。うなぎ屋も兼ねていました。うなぎ屋は、御主人が、こけし等の土産物屋は、おばさんがやっていました。その店には、午後の十一時か十二時頃迄いて、あとは友達と飲みに行っていました。店員は十人くらいでした。その土産物店に彼女（K子）がいました。私は、ツーさんと呼ばれていましたが、店員の彼女がそのツーさんに惚《ほ》れてきて、付き合うようになりました。彼女が同じ店員の友人にツーさんが好きと言い、それが私に伝わったのです。結婚前提の付き合いをしたいと、私は二十五歳頃彼女の親に会いに行きました。「年が若い、年回りも悪い」

と反対されました。彼女は、私より三歳年下でした。

彼女の親は、みかんを栽培しており、父は養子であり、母親の方が強かったようです。

私の父も反対のようで、父は彼女に「酒は飲む、寝小便はする、こんな男でよいのか」と言いましたが、彼女は「私がなおしてみせます」と言ったようです。

彼女は、親に反対されたら駆け落ちしようと言いました。結局反対されたらしく、駆け落ちのつもりで、荷物を用意していました。その日に私は彼女の家に泊りました。

結局は結婚することになりました。父は、結婚したら、依存症は治るかもしれない、子供ができたら、治るかもしれない、とも思っていたようです。

結婚式は挙げました。しかし、飲みつぶれて何時《いつ》式が終わったのか覚えておりません。二十六歳のときのことです。

九、離婚迄とその後（父を苦しめた酒）

高校生の頃、父が懲戒免職となったことはすでに述べましたが、その後父は熱海市伊豆山の検番に勤めるようになりました。

結婚後、その父のいる検番(注2)に同居するようになりました。母も一緒でした。間もなく、子供が生まれました。

美容師の頃、二回入院したと述べましたが、その頃酒をやめようと思い、やめたら離脱症状として幻視が出現したのです。それが第一回目の入院です。その後も一年から半年位の間に断酒し、幻視が出て入院しています。

結婚後も、子供が生まれる迄は入院しませんでしたが、後は働いては入院、働いては入院というようなことを繰り返していました。結婚後最初の入院の頃は、妻は未だ素直で従順で、よく尽くしてくれました。

しかし、四回目の入院の時、妻は実家に帰ったまま戻って来ませんでした。それ迄の入院のときは、入院中は妻は子供を連れて実家へ帰り、退院と同時に戻って来ていたのです。

妻が戻らなくなったとき妻に見捨てられたと思いました。しかし、現在の私は、妻を追い出したのは私だと思っています。大変申し訳ないことをしたと思っています。離婚は二十九歳のときです。

その後妻は、平塚で再婚したと聞きました。

子供は四歳になっていました。離婚が未だ決まる前に、妹が妻の実家へ子供を見に行ったら、「おばちゃん連れて帰って」と言ったそうで、妹が子供を連れて帰りました。両親が子供を育ててくれましたが、女のきょうだいが、子供をぐるぐる廻しに育ててくれたということもあります。

　離婚後、三島に父が家を買って、両親と同居するようになりました。その後も、静岡県下の精神科病院への入退院を繰り返し一四回位入院しています。

　父は、保健所へ相談に行き、当時静岡県断酒会の会長をしていた鷲山氏を紹介してもらいました。鷲山氏は、かつて八丈島で児玉正孝氏と共に修業した友人関係にありました。児玉氏は、後に私が入所することになる和歌山断酒道場の道場長になった方です。鷲山氏は、八丈島から静岡県へ帰り、断酒会を作っていたのです。

　断酒会へは、電車で四〇分くらいかかり、私は父と一緒に二～三回行きました。しかし、私は途中で抜けだし酒を飲んでいました。

　父は私に、飲みに行くなら俺を殺してから行け、と言ったことがあります。

　父は断酒会の体験談で、こんなことを言っていました。「何度、司を殺そうと思ったかわからない、殺して自分も死ぬ」と。しかしまた、「司の寝顔を見ていたら、殺せなかった」とも。

　その後、鷲山氏の紹介で静岡市内の精神科、静岡第一病院へ入院しました。これが、静岡県下での最後の入院となりました。

　退院後、鷲山氏の紹介で、和歌山断酒道場へ入所することになりました。

父、美容師をしていたすぐ下の妹、その下の妹の御主人が付き添いでした。

十、和歌山断酒道場

a．入所

和歌山断酒道場へ入所したのは、昭和四十四年七月、私が三十四歳のときです。同道場は、和歌山県下由良町白崎にあり、海に面した風光明媚《び》なところです。しかし、当時は、そんな風景は眼に入りませんでした。

児玉道場長への印象、信頼感等は、最初とその後の経過によって、ずい分と変化しています。勿論、それに伴い私の内面も変化しているのですが。

初回の入所時の最初の講話で受けた印象は、「百姓みたいな顔の、坊主の出来損ない」でした。「反省をして飲めなくなるのが本当の断酒だ」という言葉にあほうが、と素直になれず批判的でした。また断酒誓約に「……社会に害毒を流した事は、酒に罪なく、罪は飲んだ私にある事を認めます」とあり、この害毒とか、罪は、大げさなと反発しました。

道場長は、静岡で禅の修業をしていたので坊主という印象を受けたのだと思います。こういう印象を受けた私はどうかと言うと、飲酒のことしか考えていなかったようです。

道場での生活は、五時起床、あと掃除、体操、朝食、講話と続き、九時から十二時迄外での作業です。昼食後、午後一時から四時か五時頃迄作業、あと夕食、講話と続きます。午後九時に就寝ですが、勝手がわかってくると、就寝後、脱けだして、大引という所で飲むようになりました。道場から二〜三キロメーターのところです。

最初に見つかった時は、一週間の謹慎の処置でした。この時は、同じ入所仲間のH君に金銭をたかり、飲みに行ったのですが、告げ口をするものがあり、ばれたのでした。見つからなかったこともあります。飲みたいのを我慢し努力したことは、一度もありませんでした。

二回目に見つかったのは、広島の人が外泊をし、この時、ウィスキー二〜三本を持ち帰ったのです。飲んで二人共、米田先生が院長をしていた大阪のK病院へ入院となりました。入院は約一ヵ月間でした。退院の時、同じ病棟のアル中患者が、「道場は苦しいだろうけど、頑張って」と餞《せん》別として三千円くれました。道場へ帰ってこの金で、道場から二〜三キロメーターの小引で何回も飲んで、一ヵ月後見つかりました。道場へ帰る途中引っくり返り、朝帰りとなりばれたのです。三回目のこの時は、「一人でやれると思うなら出て行きなさい」と言われ破門になりました。このことは静岡の家族へは知らされなかったようです。出るにあたって、生活費として三千円くれました。十月頃のことであったと思います。

b. 破門・どん底

道場へ入所時、静岡へ帰ってくることは、禁じられていましたから、破門後は、とにかく大阪で職を探して働こうと思いました。K病院に入院のとき、大阪の釜ヶ崎へ行けば職があると聞いていましたが、それをアマガサキと間違え尼崎へ行きましたが、すぐに職は見つかりました。就職の契約をしたはずですが、気が付いた時は、泥酔して保護され、翌日、大阪岸和田市の警察の留置所の中にいました。住所を問われ、静岡の住所を答え、警察は静岡へ電話をし、兄嫁が出たようですが、司は和歌山の断酒道場にいるはずと返答があり、警察は、道場へ電話をし、結果、児玉道場長が迎えに来てくれました。

この時私は、生まれて初めて人に迷惑をかけたと思いました。このことを後に、米田先生に話したところ、「あなたは、今迄さんざん親に迷惑をかけているではないか」と言われ、私はその時「親は別」と答えました。当時は、自分の子だから、とことん面倒を見るのは当り前、それは親の勤めと思っており、自分に子がいることは思い浮びませんでした。

児玉道場長は引き取ってくれ、結果K病院への入院となりました。

入院の手続き上、父がK病院へ来ましたが、私に面会をせずに帰りました。そのことを聞いて私は父を恨みました。

産んでくれと頼んだ覚えはない、勝手に産んで、こんなアル中に育てて、面会もせずに帰るとはと。

その時、息子の顔がポンと浮んで来ました。お前は自分の子に何をした、と自分を問いつめたとき、自分は子に何もしていないことに気付きました。その子は私の父に育てられていたのです。

自分に良いところは、何も見つかりませんでした。こんな自分なら生きていてもしょうがない、子供のためにも、と思い、死のうと思いました。病院内に、死に場所を探しましたが見つかりませんでした。

大口を叩くくせに、お前は死ぬこともできないのか、と自分を責めました。私は落ちこみ、うぬぼれが打ち砕かれました。

その後、当時病院内で統合失調患者がやっていた単純作業を自分もやってみようと思い、参加してみました。当時、統合失調症は分裂病と呼ばれていました。静岡での入院以来、入院すると分裂病者と一緒のことがよくあり、私はずっと分裂病患者を馬鹿にしていました。分ちゃんより、自分の方がずっとましだなと。ところがその単純作業をやってみて、一時間単位では、作業量は自分の方がずっと上でした。しかし、それを長く続けることはできなかったし、まして毎日も続けることはできなかったのです。

私は馬鹿にしていた分ちゃん以下だと思い、人間的にも、はるかに以下だと思いました。その時、分ちゃんより御光が射してきたのです。私は疑い眼をこすりました。しかし、御光体験は胸に残りました。

これが私の最後の入院となりましたが、この入院で、私は自分を初めてアル中と認め、酒以外にも、自分の内面に問題があることを認めました。この時の入院は、約一ヵ月半でした。退院し、断酒道場へ復帰しました。年の暮のことでした。

c．再入所

再入所の時は、最初の入所時目に入らなかった周辺の風景が目に入り、きれいだと思いました。

再入所で、道場長の教えで、今でも心に残っているのは、「己れを知れ」ということでした。

もう一人の自分、客観的に自分を見られる自分を、つくろうと思いました。

最初の入所時は、道場長に批判的でしたが、再入所時は、私は完全にギブアップで道場長にすべてを、お任せしよう、委《ゆだ》ねようと思いました。足を向けて眠れない存在になっていました。救いの神のように思え、この人がいなかったら、俺は死んでいたなあと思いました。

再入所時、最初の食事にみそ汁が出で、思わず旨《うめ》え、と大声を出しました。栗原家では、食事のとき話をすることは禁じられていましたから、てっきり叱《しか》られると思っていたら、道場長は、「今のは心の底から出た言葉、実感がこもっている」と言われ、うれしく、有難く思いました。

道場での生活で、他にこんな思い出、体験がありました。宿舎の廊下は、ふだんは寮生のスリッパはバラバラに散らかっていました。それが、いつか、きちっと揃《そろ》えられてあるのです。障子が閉っているので、揃えたのが誰か解らなかったのです。ある時、誰か通ったなあと思って障子を開けたら、児玉道場長が通って行かれるのを見て、それが道場長だと解りました。

再入所の時、小さな本一冊くらいの分量の手紙が父から送られて来ました。父の一代記のようなもので、苦労話も述べられていました。

昭和四十五年三月道場を修了しました。三十五歳でした。

断酒道場の設立者であり、会社社長でもあった中村彌次郎様より修了後会社の社員にという話もあり、当時M病院の院長へと転任されていた米田先生より、退院患者が社会復帰する前に、ある期間作業をする中間施設の職員にという話もあり、結局、道場長は中間施設を選択され、そちらへ行くことになりました。

当時、米田先生は道場設立当初より、道場の顧問をされており、また和歌山県断酒会の設立にかかわりその顧問、全日本断酒連盟の顧問でもありました。

M病院では、アルコール依存症の専門病棟で、その医療をやっておられました。

十一、断酒道場修了後の勤務

すでに述べたように、米田先生が院長をやっておられたM病院の中間施設に職員として雇用してもらいました。コンクリートブロックを造る会社で、非患者の職員も居り、退院後職員として雇われた者もおり、入院中作業療法として手伝っている患者もいました。

この会社には八ヵ月勤めました。

道場修了後、一ヵ月に一回位は道場を訪れていました。

ある時、車で夜中に行って、使用していない、来客用でもあった別棟の室へ無断で上りこんで、修業生に泥棒と間違われたこともありました。私にとって、道場長は、修了後一年間は神様でした。

会社には職員寮があって、退院したアルコール依存症者が五～六人いました。同じ寮でしたが、彼等は飲んでいました。

私は、全く飲む気は起りませんでした。我慢していたわけではありません。彼等を私は、過去の自分の姿だと思っていました。あいつら、今に気がつけばいいのに、と思っていました。

仕事の方で、良い体験をしたことがあります。

時に土管のようなものの特注があって、われわれ素人は、土管には触りませんでした。

プロの職人が、自分が作ったコンクリートを点検するために、コンクリートの上にあがるのですが、いちいち靴を脱いで裸足であがるのです。この時、職人全体から御光が見えました。こういうことが二回あって、打ち砕かれました。理屈としては、靴でコンクリートが傷《いた》むわけではないのですが、脱ぐのは職人根性だと思いました。プロの真剣さだと思いました。

この中間施設に、統合失調症者のA子さんがいました。彼女は、某百貨店の初代ミス、準ミス大阪でもありましたが、好意的な言葉をかけてきました。

私は、積極的ではありませんでした。A子さんは、自分の家に遊びに来いと言うので行きました。彼女の親が積極的になって、結婚してやってくれと言ってきましたが、私は返事を、あいまいにしていました。彼女の親が私の親に会いに行くと言い、行きました。私の父は、イエスともノーとも言わなかったようです。三月に道場を出て、まだ一年も経っていませんでした。私自身は、結婚は未だ早いと思っていました。米田先生に聞きましたら、先生にもまだ早いと言われました。病院の理事長は、女医さんでしたが積極的でした。

私は離婚した最初の妻に罪悪感を抱いており、これも運命かと思いました。統合失調症者と苦労をするのも、そのつぐないかと思いました。また天が私に与えた試練として受けとめました。結局、中間施設へ行って八ヵ月後、結婚式を挙げました。私の方は、母、兄、息子、彼女の方は、両親・兄弟・おじおば、計十五〜十六名でした。父は来ませんでした。理事長は御祝いをくれました。結婚と同時に施設の方は辞めました。

この期間の家族との関係について付記したいことがあります。道場修了後一時、用事があって静岡へ帰りました。息子が、お父さんと言ったので私の父のことかと思い、父の方を指したら、あれはおじいちゃんや、パパはお酒をやめてお父さんになったんや、パパは死んだんや、と言いました。

息子に対する私の罪悪感について、妹に話したら、その事を息子に言ったらしく、息子は、「そんなの何とも思っていないよ」と言ったということでした。父は、息子の父である私を非難することなく、孫を大切に育ててくれたのだ、と思いました。

上記の「お父さん」の話の少し前、息子が九歳の頃、用あり静岡へ帰り、あと大阪へ帰ろうとしていたら、「パパお金無いやろ、小遣いあげるよ」と言いお金をくれました。今でもそのお金を、御守りにして大切に持っています。

上記施設に勤務の頃、会社では三食付きでしたから、一万七千円の給料のうち、一万円を家へ仕送りしていました。以後、ずっとそれを続けていました。

十二、断酒会つくり

結婚と同時に、会社を辞め、妻となったA子の親の会社へ入りました。町工場でした。

A子の親の住居は、大阪市平野区にあり、そこに同居しました。この頃より、断酒会を始めました。最初は、この住居が例会場となりました。最初の会員は、貝塚市の道場出身者で、その後次第に増えて、四～五名となりました。

ところが、約半年してオイルショックで、この町工場がつぶれ、その時点で例会場が、岸和田の町民館へと変り、私は平野区よりそこへ通っていました。ここで、五～六回やり、その後、阪和断酒会岸和田支部として、会場も岸和田市立公民館へと変わりました。

上記のように、町工場がつぶれ、私は平野区の筆箱などをつくる文房具製造会社へ勤めることになりました。社員が二十名くらいだったでしょうか。

この会社の、専務の就職面接のとき、「私は、アル中で土曜の夕から断酒会へ出なければいけないので、この日は残業できません。他の曜日なら残業できます」と述べたら、専務は社長を呼び、社長から、今飲んでいるかと聞かれたので、「やめています」と答えたら、採用となりました。

その後、新しい工場の新築祝いで、コンパニオンと話をしていたら、専務がとんで来て、この人に酒をすすめないで、と言いました。

断酒会の話に戻りますが、会場の前記公民館を借りるのに費用が五百円でしたが、これは私が払っていました。その後M病院の理事長の親戚の職員の紹介で、昭和四十六年頃並松《なんまつ》の岸和田市立公民館を無料で、毎週土曜の夜借りることができるようになりました。その後三ヵ月して会の全員が飲酒して、誰も来なくなることがありましたが、私は一ヵ月間くらい、私一人で会場で待っていました。ただ一人で待っていることは別に苦痛ではなく、必ず来ると信じていました。五〜六回目に、家族である奥さんが来ました。続いて、会員四名くらいと家族が来ました。その後、昭和四十七年頃、道場長の指示で神戸市の道場出身者が参加するようになり、あと、神戸市だけで十五人くらい、計三十人くらいのときもありました。

その後、神戸市に断酒会が発足してから、会員数は、減りました。

文房具製造会社へ入社後一年して、岸和田市宮本町へ引越しました。この会社へは、約七年、昭和五十二年迄勤めました。

断酒会は、その後岸和田市以外の泉大津市、尾崎にも会員ができ、それぞれ独立して、泉大津支部、尾崎支部となりました。その後も会員が増え、八尾支部、泉佐野支部、貝塚市部ができました。そして、二年後、南大阪断酒会としてまとまり、その会長に就きました。

十三、病院勤務

文房具製造会社へ勤務して七年目、岸和田市のM病院長の米田先生より、病院のアルコール依存症の専門病棟へ、断酒指導員として勤めないかと、お声がかかりました。

ところが、病院へ勤めて半年して、米田院長が、急に和歌山の紀の川病院へ転任することになりました。私も先生の後を追って行くべく、紀の川病院の事務長と連絡をとり、手続きを進めましたが、給料の面で折り合いがつかず、諦《あきら》めざるを得ませんでした。一般に和歌山県下の精神科病院の看護関係の給料が、その時の私の給料に比し、格段に低かったのです。

私はM病院の理事長の勧めで、一般病棟、次いで老人病棟へと変わりました。

この老人病棟の主治医が難聴で、それを補佐するべく秘書のような役を勤めました。

その頃、父は糖尿病と高血圧症で熱海の兄のところから、三島へ来て病院へ通っていましたが、次第に衰弱し、司のところで看てもらいたいと言ってきていました。

この間、病院理事長のすすめで、看護学校へ昭和五十三年より就学、五十五年卒業しました。卒業の頃、老人病棟に勤めたことになります。この病棟では、私は患者さんを、おじいちゃん、おばあちゃんと呼び、そのことが大変うけました。この病棟には二～三年いました。

この老人病棟に勤務の頃、父を受け入れました。当時、家は狭くて父の住む場所が無く、岸和田の天神山へ引越して父を引き取りました。一応入院はしましたが、外泊した状態で引き取りました。

父を引き取ってから妻のA子が「何故私が面倒をみなければいけないの」と言い、肌着を洗濯する際にも、まるで汚物に触るかのようにつまんで洗濯機に入れるので、私は、「そんなに嫌なら帰れ」と言い、A子は帰りました。一ヵ月して、A子の両親に会い理由を述べて、別れると伝えました。A子の母は、「長い間有難うございました」と言いました。しかし、それから一ヵ月して、A子の両親が来て、私の父をこの両親が面倒をみるので、元の鞘《さや》におさめて下さい、と言いました。私は、「A子をとるか、父をとるか、申し訳ありませんが、父をとります」と答え、この両親は了解してくれました。このようにして、A子と別れました。

このような決断をしたのには、T子の存在がありました。T子と出会ったのは、私が勤めた文房具製造会社の中でです。彼女がそこの社員で、彼女の父親のアル中について相談を受けたことによります。彼女は長女で、弟と妹がいました。

私は、抗酒剤を飲んでもらうことを提案し、三年くらい続け、好転しました。また、私の父が入院する前に、彼女のおばあさんが、M病院の老人病棟へ南大阪病院から転院して来ました。

A子が私の父の面倒をみることを拒否し、A子の両親に離婚話を伝えたことを、私はT子に話しました。T子は、当時岸和田の断酒会に出席していたのです。

T子は、自分のおばあさんの面倒をみてもらったので、今度は私が栗原さんの父の面倒をみますと言い、彼女が私の家へ来るようになりました。

三日に一回位来ており、T子は私より十六歳下で、その頃三十歳くらいでした。T子は一度結婚したようでしたが、すでに離婚していました。

すでに述べましたが、A子との結婚のときは、私は積極的でなく、A子の両親に「結婚してやってくれ」と頼まれ、統合失調症のA子と苦労を共にするのも運命か、アルコール依存症のため離婚へと追いやった最初の妻への罪のつぐない、天が私に与えた試練と受けとめ、結婚へと踏み切ったのですが、T子との出合いは違っていました。最初から私はT子に好意を持ち、T子は私に親切でした。

二人が結ばれたのは自然の成り行きでした。T子は天神山へ来て同棲するようになり、父の面倒をよくみてくれました。私の父は、二人は結婚すると思っていたし、私達もそのつもりでした。一年くらい経て、結婚式を挙げました。式にはM病院の事務所員で、後に事務長になり、断酒会にも理解の深かったNさんが来てくれました。またM病院の理事長は御祝いをくれました。

十四、アルコール依存症専門看護師として

M病院には十年間勤めました。米田先生がM病院を辞める少し前より、病院の会長が病院運営に深くかかわるようになり、病院も少し離れた土地へ新しく建て直され、アルコール依存症の病棟も場所が変わっていました。

米田先生が辞めて三年目くらいに、私はアルコール依存症の病棟へ移ることになりました。当時、この病棟の主治医は、アルコール依存症を専門とする医師ではなかったので、断酒指導は、殆んど私にまかされました。当時、すでに結婚していたT子は、老人病棟にいた頃はやさしかったが、アルコール病棟へ変わってから、きつくなったと言いました。それだけアルコール病棟は緊張を強いられるのです。最初の頃はある種のとまどいがありました。「アル中が看護師になりやがって」と偏見と差別の眼で見られ、これが無くなる迄に一年を要しました。アルコール病棟

へは、昭和五十七年より六十二年迄、五年間勤めました。「児玉語録」を読んで勉強する会を、週一回やっていました。

新しく建て直されたM病院の老人病棟内に歯科があって、そこへ行く迄にアルコール依存症の患者が、院外へ逃走し、その責任として三ヵ月間の減俸処分を受けました。

高等看護学校を昭和六十二年に卒業した正看護師がいて、彼に半年間依存症の看護師として勉強と修業を積んでもらい、私はこの病院を辞めることにしました。

次にどこの病院へ行こうかと迷いがありましたが、この事をケースワーカーが、アルコール依存症の専門医の植松先生に伝えてくれ、同先生よりアルコール依存症の専門外来のクリニックを開院されていた小杉先生に伝わり、結局小杉先生と米田先生の推薦で、大阪府下で最初のアルコール依存症の専門病棟が開設された浜寺病院へ行くことになりました。正看護師の給料で採用されました。（当時私は准看護師でした）昭和六十二年八月三十一日M病院を退職、同九月一日浜寺病院へ就職となります。

浜寺病院に五年いました。この病院でも「児玉語録」を読み勉強する会をやりました。

平成四年にM病院より来ないか、と声がかかり、このことが植松医師より小杉医師に伝わり、浜寺病院を辞めるなら、小杉クリニックへ来ないかと、小杉医師より声がかかり、小杉クリニックへ就職し、ここに三年いました。仕事の内容は、看護師専任というのでなく、ケースワーカーを兼ねたようなものでした。やはり、「児玉語録」の勉強会をやりました。次いで、同じ小杉医師の開設による小杉紀念病院へ二年勤めました。ここでも、「児玉語録」の勉強会をやり、また家族の会を担当しました。小杉クリニックへ就職の頃より、ＡＡ（Alcoholics Anonymous）とかかわるようになり、十二のステップの勉強会をやりました。小杉医師のところでは、六十歳定年で、その時点で給料が下るので、辞めたいと小杉医師に申し入れたところ、元に戻してくれました。

この頃、布施クリニックからも声がかかりましたが、結局植松医師が奈良の西大寺に、アルコール依存症の専門外来を開設するに当り、乞われて平成九年より平成十五年迄、同クリニックへ就職しました。ここでも、「児玉語録」やＡＡ十二ステップの勉強会を、それぞれ週に一回やりました。

植松クリニックを退職後、直腸癌があることが発覚し、手術を受けました。

上記期間中、種々の研修会に参加しました。臨床心理士、ケースワーカー向けの研修会に三ヵ月から半年の間、一ヵ月に一回参加しました。

小杉クリニックに在職中、研修会に二回、看護以外の勉強会として久里浜病院に一週間缶詰めで酒害相談研修会に、またアルコール看護研修会に一週間参加しました。

アルコール関連問題学会では、看護についての話題提供者として二回出席しました。

このアルコール関連問題学会へは、五回位出席しています。

十五、父の死、一輪の花

八十八歳の御祝いをするということで、父は大阪より兄の所へ帰り、その後大阪へ帰る予定でしたが、御祝いの一ヵ月後父は兄の所で亡くなりました。熱海で葬式を行いましたが、M院の理事長が、花輪と香典五万円を供えて下さいました。

一番下の妹が踊の師匠でしたが、その息子が、日本大学の日本舞踊科を出、花柳師匠のもとで学び、中堅のレベルでした。それが、坂東玉三郎丈の目にとまり、玉三郎丈の直接指名で船弁慶という踊で共演することになり、玉三郎丈が静御前を甥《おい》が義経役を演ずることになり、大阪でも公演があり、私は観に行きました。

五所平之助が絶賛したということでした。

平安神宮での何かの記念公演が最初の舞台だったようです。

明治維新によって職を失った栗原家は、その後波らんの多い道を辿《たど》りましたが、甥はその末裔《えい》に咲いた一輪の花だと思います。

注1:「愛するが故の酒との訣れ」このタイトルは理解し難いと思われる。むしろ、体験記を読み終ってから解るタイトルだ。一応説明する。これは、体験者栗原の意を汲んで、彼が口述した体験を、米田がまとめるに当って、そのように名付けた。その意は、私は酒を愛していた。いや、好きだった、と言うべきかもしれない。飲めば、うまいし、恍惚（こうこつ）とした気分に浸れて、心の憂さを忘れることができる。それが高じて、依存症となり、酒の悪いところばかりを、喧伝（けんでん）する結果となった。これは、酒を愛しているのではない。酒の名誉を傷つけている。ほんとうに、名誉を尊重し、本当の意味で愛しているなら、私は酒と訣れた方がよい。事実、栗原は、そんな風に米田にもらしたことがある。

注2:「検番」芸者をそこに所属させ、客席への取次ぎ、玉代（ぎょくだい）の精算などを行う事務所。

第二章　ひきこもり

母の産みの苦しみと死、その後を生きて

泉野光江（注1）（述）

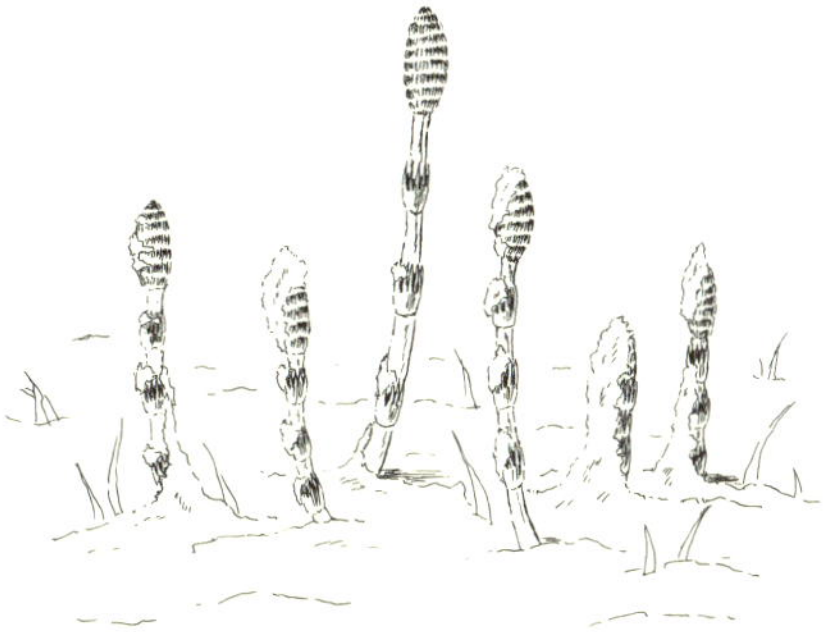

一、ひきこもる迄の養育家庭

私は昭和四十五年四月、岡山市に生まれました。母は、むくみと血尿がひどい妊娠中毒で、私を産んで三日後に天に召されました。父は、再婚して、すぐ私をひきとる予定で、一時私を母の実姉にあずけました。母死後、父は約半年後再婚し、私をひきとるべく母の実姉の所へ来ましたが、彼女は自分が育てると言って、私を離さず、父は拒否されました。

当時私は赤ん坊でしたから、どういう環境が私をとりまいているのか、全く知る由もありませんでした。

勿論、この育ての父母は、最初は私にやさしく、一生懸命育ててくれたことは事実ですし、そのことには感謝しております。

幼時の家庭環境として、七歳上の兄、更に十一歳上の兄、この二人の義兄と、養父母・祖母の環境は、兄達も私にやさしく、温もりの家庭であり、それをなつかしく感謝の気持ちで、思いだすことができるのも事実です。

実父は三重県生まれで、和歌山大学教育学部を卒業し、大阪府下のK市で高校の教師をしていました。

実母は、岡山県生まれ、岡山大学教育学部を卒業し、大阪府下のT町で小学校の教師をしていました。K市とT町とは隣接しており、見合いで結婚したのかどうかよくわかりません。

養母（実母の姉）は、岡山県生まれ、高校の頃、未だ男女生徒の交際にきびしかった時世で、養母の男生徒との交際が発覚し、それが理由で養母は退学処分となり、高校中退となっています。きょうだいの中で、大学を出ていないのは養母だけで、そのことが、彼女のコンプレックスとなっていたようです。しかし、養母は美人で、まわりから男性が近寄ってくるのが、彼女のプライドのようでもありました。男性からチヤホヤされるのが当り前と思っていたようでもあります。また見栄っ張りで、長兄を岡山大学の付属小学校に入れて、タクシーで送り迎えをしていました。

養父は広島県生まれ、中学卒で自動車の修理工をしていました。その父は宮大工だったそうです。養母の父（つまり私の母方の祖父）は、自動車の修理工場を経営しており、その子はすべて女性であったため、養父に工場をつがせるべく、見合いで、婿養子として迎えたようです。

今から思えば、養母は借金依存症で、私が養父母にひきとられる前から、すでに借金があったようです。

養父母の夫婦仲は良くなく、祖母（実母の母）から聞いたことですが、養母が工場の従業員と浮気をしており、養母が養父の掌をはさみで切りつけたりしたこともありました。養母には金銭感覚が無く、平気で借金をし、私が五歳（幼稚園）の時、借金がふくれ上り、借家に住めなくなり、工場の隣の事務所を住みかとするようになりました。と同時に、養母が家出をし、四国へ去りました。

養父は、ひとりで頑張って私にもよく尽くしてくれました。また、祖母も、私のために、心をこめて食事をつくってくれました。高校卒迄主に祖母に育ててもらったようなものです。

ところが、養母は、幼稚園の参観日には、わざわざ四国から出席してくれるようなことがありました。帰りには、ソフトクリームとか玩具を買ってくれました。

養父は、もともとやさしく、私は幸せでしたが、中学一年の九月頃、養父の様子がおかしくなりました。雰囲気がおかしいと感じるようになりました。それ迄の養父はやさしく、休日には、ケーキを買いに連れて行ってくれたりしたのに、彼の顔から笑顔が消え、表情がきびしくなってきました。おかしいなと思って祖母に尋ねたら、ギャンブルにのめりこんでいる、とわかりました。

それからは、毎晩泣きながら寝るようになりました。中学一年の九月頃より毎晩泣くようになり、それが二十歳頃迄続きました。高校は、岡山県立の進学校に進みましたが、やはり夜の泣きが続いていました。中学の頃は、勉強にも身が入り、成績もまだ良かったのですが、高校に入ってより、勉強にも身が入らなくなり実際、緊張の糸がプツッと切れる音を耳にしました。

というのは、私が五歳の時、家出した養母が、私が中学三年の時に家に帰り、養父がその一年後、高校一年の夏休みに蒸発したのです。

当然のこととは言え、私は大学受験に失敗しました。以後、自宅浪人で過ごし、勉強もあまりしませんでした。

その頃、養母の妹が、ゴールデンウイークに、大阪から岡山へ、いとこ（三歳）を連れて遊びに来ました。私は、そのいとこに夢中になり、そういう状況で、養母に、いとこと叔母と一緒に大阪へ行きなさい、と言われ、大阪の叔父の家に夏迄いました。叔父から、予備校へ行かないかと言われましたが、その秋には岡山へ帰りました。

次の受験も見事失敗です。

祖母のすすめで、医療事務講座を半年受け、専門学校を受験しましたが、あまり勉強していなくて、これも失敗し資格をとることができませんでした。

その後、ホテルのウェイトレスのアルバイトに出ましたが、同僚が皆学歴が上で、それがコンプレックスとなり、半年で辞めました。その後、二十一歳より二十八歳迄、七年間ひきこもりました。

二、ひきこもり

当時は養母と祖母、養母の次男（私にとっては従兄）と私という家族構成でした。家は岡山市にありました。

昼夜逆転し、午後二時か三時頃就寝し、夜中に起き、本を読むか、食べるか、テレビを見る、といったような状況でした。

祖母が、私の二十二歳より二十四歳頃、認知症の症状を出すようになり、養母から祖母の面倒を見るように言われましたが、昼夜逆転していましたので、実際は面倒は見ておりません。

エドガーケーシーの霊媒師の本を読み、最初は馬鹿にしていましたが、読み出すと、心ひかれるものがありました。

また、マーフィの本を読んだり、シャーリー・マクレーン（アメリカハリウッドの女優）の書いたアウト・オン・ア・リム（Out on a limb）を、人生観が変わるから読め、と言われ読みました。読んで、ものの見方が変わりました。

また、フィンドホーン（アイルランドの小村）について、アイリン・キャディという女性が書いた本を読みました。彼女は既婚でしたが、ピーターと逢い、「キャディと結婚しなさい」という神からのメッセージを受け、二人は恋に落ち、アイリン・キャディは、神のメッセージを受けとれる人となりました。

こんな風に、本を読むか、食べるか、テレビを見るかの生活でした。

二十六歳頃より、謝世輝の本を読むようになりました。韓国から日本へ来た大学教授で、「信念の魔術」とか「成功の法則」を読みました。手のつけられないヘレン・ケラーの世話をしたサリバン女史のことを書いていました。先生から、すべては愛と忍耐だと言われた、とありました。ここのところは、何回も繰り返し読みました。「すべては愛と忍耐」というコトバが、立体になって自分の中に入って来ました。一九九六年九月三日のことです。この時、生まれて初めて充実感を感じました。

子供の頃より、自分は絶対に成功するという確信が自分にはありました。この確信はどこから来たのかわかりませんが。

私は希望を捨てませんでした。自分の中の価値観が変わりました。

三、ひきこもりから脱出の試み

二十八歳の九月、養母に無理やり、イトーヨーカドーの面接を受けに連れて行かれました。私自身、気が乗らず家にいたかったのですが。結果、採用となり、九月より勤め始め、最初の二ヵ月は研修でした。十一月に、岡山でオープンとなり、肉売場の売り子として働くことになりました。自分では、何でこんなことをせなあかんのかと思いました。もともと人と接するのが嫌いでした。しかし、お客さんとの交流の中で、人の心の暖かさを知りました。

十二月に、養母の借金がふくらみ、養母が実父に金を借りようとして、私に手紙を書かせました。文章を養母が作り、私はその通りに書きました。

その手紙を見て、父は「許せない」と言い、大みそかに私達の家へ来ました。

父は、光江と一緒に御飯を食べに行くと言い、私は父に連れ出されてレストランへ行きました。大阪の叔母も来ていました。

父に、今から大阪へ行こうと言われ、大阪へ出ました。大阪府下のK市で義母と共に住むようになりました。しかし、義母との間に、わだかまりのようなものがあって、うまくいきませんでした。それで、とりあえずイトーヨーカドーの退職の手続きに行くことにし、結果、義母との衝突を恐れて再び岡山の養母のところに翌年一月より住みつくようになりました。しかし、養母とは毎日喧嘩でした。半年間職に就きませんでしたが、父の再婚相手の義母が、余計にお金をくれていたので、それでカウンセリングを受けましたが、一回で終わりました。整体にも通うようになり、半年、養母に怒られ怒られしながらも、働きませんでした。養母がパート募集のチラシを持って来て、面接となり、採用され四ヵ月くらい働きましたが、あとは、やめたり仕事をしたりといったように、フリーターのような生活でした。夜、廻転寿司のウェイトレスをしたり、昼夜逆転となり、家ではフラフラしておりました。

「今日中に家を出なかったら、脚をへし折る」と養母に言われ、また、「大阪の父の所へ行け」とも言われ、大阪の父の所へ頼って行きました。養母は、父の勤め先の高校へも、じゃんじゃんと電話をかけ、父を出せと嫌がらせの電話をかけたようでした。

父からは、二度と岡山へ帰るな、と言われ難波のマッサージの面接に行って採用されました。

四、イエスとの出合い

また、葬祭ディレクター募集のチラシを父が見つけ、受けなさいと言われ面接を受けました。社長の面接があって採用となりました。

二〇〇二年五月（三十二歳）より社長が一ヵ月研修してくれて、一ヵ月目にあなたは葬祭ディレクターは無理と言われました。父親にそのことを告げたら、ノコノコと帰ってくるなと怒られ、社長に掃除でもやらせてくれるよう、頼みなさいと言われました。それで、社長に頼んで採用されました。「いいお父さんやねえ」と社長に言われ、雇ってくれました。そこは、三年五ヵ月勤めました。泉北メモリアルホールで働くことになり、やや離れた田舎の長屋を借りて住みました。

メモリアルホールは、泉北高速鉄道の光明池駅近くにあり、その駅近くのダイエーの前で、泉キリスト栄光教会のチラシをもらったことがあり、それにゴスペル（ソング）のことが書いてあり、そのことが縁で二〇〇四年九月（三十四歳）より教会へ行くようになりました。メモリアルホールへは徒歩で通い、その途中に教会があり、つらい時は教会へ行き祈ったり、勤務からの帰り、お茶を飲ませてもらったりしました。

最初は、水曜のゴスペル（ソング）の教室へ通いました。また、日曜以外毎朝礼拝に出席し、聖書を読み、その解説を聞きました。イエスの死の意味の説明を受けました。

教会へ行ってから一ヵ月ほど経て十月頃次のような体験がありました。

光明池駅付近を歩いていた時、イエスの血潮が津波のように押し寄せてくるのを感じました。(見えたのではありません。) また、血の匂《にお》いのようなものも感じました。そしてまた、「私はこうまでしても、あなたに生きてほしかったのだ」というイエスの声を聞きました。

そして十二月半ばに洗礼を受けました。教会へ行く前と行くようになってからと表情が変わりました。これは、写真で確認できました。「これ誰⁉」という感じです。今迄きつく暗く、自分でも見るのが嫌だった表情が、明るくおだやかになりました。

洗礼を受けてより教会員となり、そのことによる義務感のため、教会員の立場がしんどくなり、負担となり、半年ほど教会を休みました。

その後は、仕事で泉北メモリアルホールへ行く前に、朝、教会へ行くことが多くなりました。教会通いは二年くらい続きました。たまに教会の牧師がメールをくれたり、私からもメールを出すこともありました。

メモリアルホールへは三年五ヵ月勤め、二〇〇五年十月に辞めました。あと、とんかつ屋のウェイトレスをやりましたが、二～三ヵ月後辞めました。

仕事が見つからず、教会では励ましてくれたり、祈ってくれたりして支えられました。

父に相談して、結果、I精神科病院の看護助手となりました。

五、試行錯誤

二〇〇六年二月より、上記のように、看護助手の仕事でしたが、認知症病棟の勤めでした。患者さんが、「お人形さんみたい」と、ニコニコして寄って話してくれてより楽しくなりました。九ヵ月後、病棟の看護師達がここの職場に合っていないので辞めるよう、私に言ってきました。

そして、当時募集をしていたS病院へ電話をかけさせられました。面接の日に行って、結果採用となりました。認知症の女性病棟でした。

その年の十二月より三ヵ月間勤めましたが、看護部長より「うちの病院に向いていないので辞めてほしい」と言われました。「ここに居らせてほしい」と頼み、掃除の仕事を半年して辞めるように言われました。

五月頃、知り合いより、北海道の水谷牧師が経営している恵泉塾へ行くよう言われ、有給休暇をとり行きました。そこは、献金制で、疲れた人が一旦休み、再び社会へ送り出すという施設で、朝三時から五時迄、牧師を混えた聖書の勉強会がありました。六月に一週間、体験塾生として入塾させていただきました。

水谷恵信牧師の教会が全国にあり、大阪府の教会信者の縁で、堺東のビルに行って、ワンルームマンションを借りることができました。そこへの引越しには、泉キリスト栄光教会の人に手伝ってもらい、その教会牧師より教会に泊ってはどうかと言われ、教会より前記S病院へ通いました。二〇〇七年九月末、この病院を退職しました。

その後、有料老人ホームで一年間働き、ヘルパー二級の資格をとり、次いで堺市内の認知症グループホーム（老人ホーム）にヘルパーとして二年五ヵ月勤めました。

その頃、高木裕樹牧師の講演会に行き、関西ジョイフル教会（田中信生牧師の米沢の教会の分教会）を知りました。教会で礼拝のあと、レストランで食事会があり、なんとやわらかい人達なのだろうと思って、その教会へ通いたくなりました。私には、方言コンプレックスがありましたが、そのままのあなたでよいと言われ、方言で喋りました。結局、このジョイフル教会には約二年通いました。

前記、堺市内の認知症グループホームにいた頃、介護福祉士の資格をとりました。ここはパート勤務で仕事が次第に減り、有給休暇をとって次の仕事を探してくれ、と言われました。そして、二〇一一年四月、契約が切れました。

六、ひきこもりグループとの出合い

前記、二〇一一年四月で契約が切れ退職後、一時知的障害の施設に勤めましたが、介護の対象が変わったせいか、仕事をするのが恐くなり三ヵ月で辞めました。その後、職業訓練校へ半年通いました。この頃、失業保険金を受けていました。この学校では、ハローワーク（職業紹介所）へ行く時間があり、ここで、現在勤めている職場の募集を知りました。特別養護老人ホームですが、二〇一四年四月現在、勤めて約二年になります。この老人ホームに勤める少し前に、米田医師が堺東で主宰しているひきこもりのグループの会を知りました。これは、ジョイフル教会で知り合ったHさんの紹介によるものです。二〇一二年の五月からの参加ですが、仕事に支障がないかぎり、毎週出席しています。

七、付記

以上、ひきこもりにつながる体験を述べてきましたが、若干、述べ忘れていたことがあり、この「付記」で、その部分を補うことにします。

（a）実父

実父は、私と同居している祖母（実母の母）宛、毎月生活費として一～二万円を手紙と一緒に送ってくれていました。小学校へ入学の時は、御祝として十万円、上等の机を買ってやってくれと手紙に書いて送ってくれました。

小学校へ入ってから、二～三ヵ月に一回、喫茶店で逢うようになりました。別居して暮すのは、父にはつらそうでした。

（b）祖母

祖母は、祖父の軍人恩給で生活していたようです。祖母からは、養母・養父の問題点について、いつも伝え聞いていました。

養母は、自分の子を、美人にしたいとか、いい学校へ行かせたいとか、まるでアクセサリーのように考えていましたが、祖母は、孫が元気に育つ以外何も求めておらず、孫の幸せのみを考えていました。無償の愛と言ってもいいのではないかと思います。

（c）私

内心、気になっていることですが、私には、自己嫌悪とうぬぼれとが同居しているようなところがあります。また、相手に期待しすぎるところがあります。

（d）養母

私と訣れてから、養母は岡山で一人暮しをしていたようです。ある時、養母の息子が岡山へ帰り、ドアを開けた時、すごい臭気がして、風呂のドアを開けると、水を吸って、まんまるく、ボールみたいになって亡くなっていたそうです。死後一週間ということでした。六十八歳で死亡ということになりますが、誰も泣く人がいなかったと聞いております。

注1：プライバシー保護のため仮名とする。

第三章　スピリチュアリティ

苦しみを生き抜いて出会うもの

米田栄之（記）

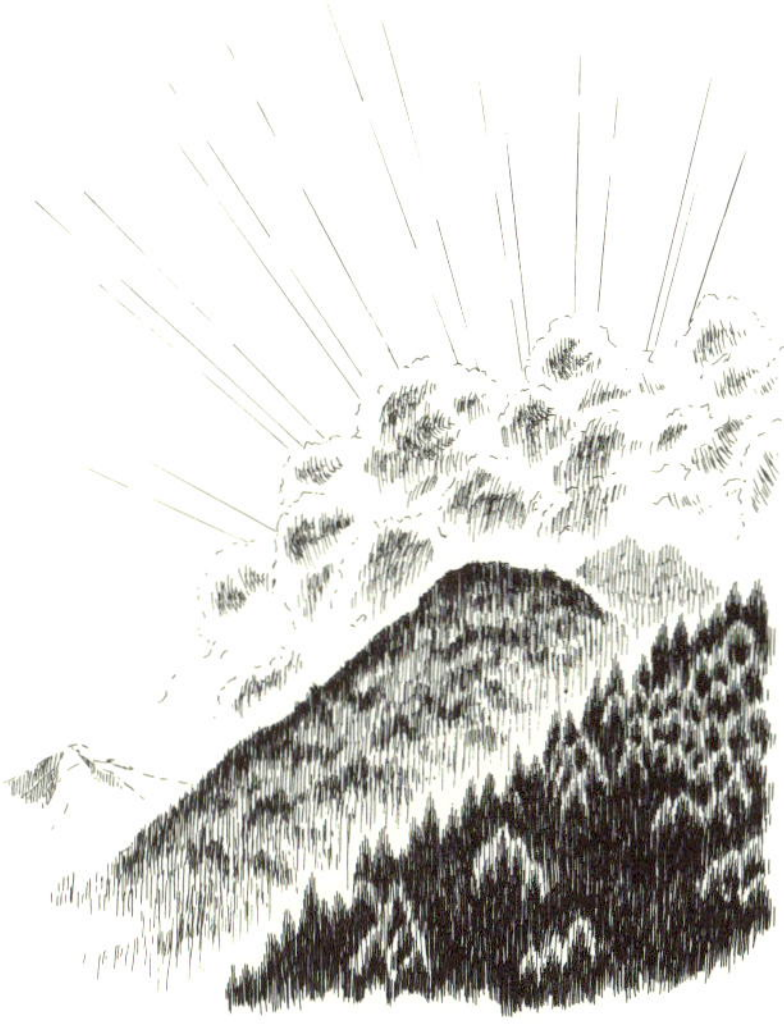

一、戦後をどう生きる——文学に求めたもの

紙幅の関係で、幼少年期を省いて、大学の予科に進学の前頃より述べさせていただく。

旧制中学の頃は、大平洋戦争真最中で、四年生になって間もなく、軍需工場へ動員されることになった。そして次いで、五年制のところ、四年で繰り上げ卒業となった。戦況は逼迫《ひっ》していて、若い人手が必要だったのだろう。

上級学校への入学志願者は、従って、四年卒と五年卒とで、平年の倍となった。

幸い、私は試験をクリアーできて医科大学予科生となった。そして、この年の夏、敗戦を迎えた。一応の軍国少年であって、この戦争に疑義をはさむことはなかった。

ところが、戦後、加藤周一の「ある晴れた日に」という小説や、南原繁の「形相」という歌集を読んで、己れの単純さを思い知らされた。加藤周一は、当時東大医学部の内科医師で、東大のフランス文学の教授と交流があり、この小説は反戦小説だと思った。私は、その後の小説を期待したが、氏は評論家への道を歩まれた。また、南原繁は、後に東大総長となったが、戦争中は、この戦争への疑問を胸中にかかえながら、その悩みを歌に吐露されていた。

戦時中の独裁・軍国主義からの開放感に包まれていたこともあり、戦後の予科の教授達は、学生に友好的、親切であり、権威をふりかざすようなことは全くなかった。

私は、同級生のTa君に誘われて俳句を創るようになり、国文学のA教授のところへ、私作品を持ってお伺いしたりした。

　ベートーヴェン冬の星顆にほむらたつ
　非力者に冬雲雨となりゐたり
　葬列より落ちし冬花水に泛《う》く

また、私の文学熱は、開放されて高まり、主に、フランス、ドイツ、ロシア文学を読んだ。ドイツ文学では、特にゲーテに心ひかれた。今でも懐かしく思い出す。「ヴィルヘルム・マイスターの修業時代」の中の一節、ヴィルヘルムが聞きとった、竪琴のやさしい調べに合わせてうたうもの悲しい老人の詩句

　涙ながらにパンを食べたことのない者　悩み多い苦しみの夜々を　ベッドにすわって泣きあかしたことのない者は　おんみらを知らない　天の諸力よ

ゲーテは、ここで一層純粋に、誠実に、宗教性豊かに高めることができる信仰について述べ、そういう信者たちの集会に顔を出したことのある人なら、ヴィルヘルム・マイスターと老人のあいだに展開された情景をも理解することができるであろう、と述べている。(注1)

ロシア文学では、特に心ひかれたのは、ドストエフスキーであった。

当時、私の心を占めていたのは、「人生如何に生くべきか」というテーマだった。敗戦後の価値観の転倒という状況と、私の思春期・青年期とが重なって、こういうテーマが、特に心を占めるようになったのであろう。私は文学の中に心の拠り所を求めていた。また国文学のA教授の次のような文も影響していたかもしれない。

それは、「現代俳句の性格」と題して、学内誌「雪野」第二号（昭和二十二年十二月一日発行）に寄稿された文である。以下引用する。

現代が芭蕉の生きた厳しい封建治下の元禄時代と異なることは桑原武夫氏に指摘されなくとも明らかである。現実に対して真摯（しんし）に生きんとするものが、「人生如何に生くべきか」に答へてなす俳句が、芭蕉がそれに答へてなした俳句と異なる内容をもつことは又、明らかである。わびさびが現実に真摯（しんし）に生きんとするものの遂に行くべき境地でないことも又、従って明らかである。こゝに現代俳句の性格を規定する唯一の条件がある。それ以外には何ものもある筈がない。……（傍点は引用者）

また、昭和五十二年七月に出した拙句集「夏蝶」の「あとがき」に私は次のように述べている。

……私にとつて、俳句はまさしく道標なのであった。

一句一句、拙いながら、私は心の道標をうち立てるおもいで、句作してきたのであった。

それは、冒頭に掲げた浅田先生の引用文にあるように、「人生如何に生くべきか」という命題と私の句作とは、無縁ではあり得なかった、ということなのである。たとえ花をうたい、風景を写したとしても、その時その都度の、私の心象風景とマッチして作品は生み出されたのであり、私の生き方や心の状態と無関係に、対象が写しとられたものでは決してない。

そういう意味では、此の句集は、私の心のアルバムであるということも出来る。

疾風怒濤（Sturm und Drang）の時期とは、今でこそその意味するものについて、成る程と思いあたるが、その渦中にある者にとっては、遮二無二、懸命に道を探し求めるしかしようのない時期ではある。

青年期の開始と共に作り始められた私の句作品も、当然のことながら、そのように、道を求め、道を確認するための道しるべとなったと云えるのである。

その後、平成八年六月、第二句集「秋汐」を出した。この時は、序文を饗庭孝男氏にお願いした。それは、氏の「文学としての俳句」（小沢書店）に感銘を受けで、無名の私が、我が国第一級の文芸評論家と私には思われた氏に、敢えて無謀にもお願いしたのは「文学としての俳句」の次のような文に接したからである。それは、私が今迄眼にして来た俳句評論とは全く質の違うものだった。

以下引用する。括弧内の頁は、「文学としての俳句」の頁である。

「自然の生活や風景をうたっても、結局、その奥に見えてくるのは作者の生への態度である。」（一五頁）

「『見る』ことと生きることが別物であってはならないのである。」（九九頁）

「句をつくるということは、人生を深く生きるということである。……『心深くして』はじめて言葉が生れる。人生に耐え、人生に飢えなくてはならない。時をこえる渇望も時には必要だろう。そうすればおのずと『自然』が向うからあらわれて、それがいだく神秘を開示してくれる。」（二〇七頁）（傍点は引用者）

私のドイツ文学への熱意は、当時ドイツ語を教えていたU教授の御宅へも二度お伺いしている。二度目の時は、まだお読みでなかったらどうぞと、リルケの伝記他数冊を置いてきたりした。U教授は、その後学制変革によって、京都大学文学部教授へと移られた。

予科時代の体験の最後に、エピソードを一つ。時効と思うので、私を作句に誘ったTａ君についてである。私は、学内誌に載った彼の詩に感心した。

私は彼の詩的感性に感心したのだった。

予科の三年の頃、同郷の、京都市内の某女子大学の学生との恋愛に彼は夢中になり、講義には余り顔を出さないようになった。それで、予科修了の試験にはノートがなく、私は彼の下宿へ自分のノートを持って行って一緒に勉強した。殆ど徹夜だった。このようにして、われわれは予科を修了し、本科へ進学した。本科二回生の頃、女子大生は卒業し、郷里に帰った。彼女は見合いをし、結婚を決意したようだった。そして彼女の結婚は事実となり、Ｔａ君は、その失恋の想いを句に託し、私に見せてくれた。やがて彼の熱は次第に冷め、勉学にいそしむようになった。それと対照的に、私の心はある事件に大きくゆさぶられることとなった。

二、疾風怒濤、次ぐ凍結の長い冬

それは、本科三回生の頃だったと思う。以下、私の記憶によって述べる。ある助教授のレッドパージが教授会で審議されることになり、それを知った学生十数名が教授会に押しかけ、そのために審議不能となった。それを理由に、この学生達は放校処分となった。処分を不当とする放校された学生は、講義に出席し、その学生を守衛がひきずり出そうとし、講義中に両者がもみあうという事態がたびたび起った。講義が中止となることもあった。こういった状況の中で、私は大学当局に対する不信感を次第につのらせていった。戦後にやっと獲得した思想の自由を大切と考えていた私は、この思想統制は、再び戦時に逆行するものではないか。真理を追求する大学こそが、思想の自由を真摯に死守すべきではないのか。戦争に対する反省が、今大学当局にあるのか。こういった思いが、私の頭の中をかけめぐった。予科当時にあったような教官と学生との間の信頼関係が、ここでは寸断されてしまっている、と感じた。

私は、この大学に幻滅を感じ不信感をつのらせていった。「こんなのは大学ではない」「ロボット医師を製造する工場にすぎないではないか」という思いだった。

私は、次第に学問に対する関心を失い、講義にも出ないようになり、次第に医学生としてのアイデンティティを失っていった。私は、一時文学部に転向しようかと思い悩んだ。

こういった時、ふと思い浮んだのは、予科当時のS教授だった。先生は、京都大学文学部哲学科を卒業し、西田哲学の流れをひく方だった。学生時代には、道元の正法眼蔵のお話を伺ったこともある。私は、この先生を尊敬していたが、国文学のA先生や、ドイツ文学のU先生のように、親しく近づけなかった。何となくなれなれしくなれなかった。しかし、今この私の悩みを聞いてもらえるのは、このS先生以外にないと思った。

やはり、学制変革により、先生は京都大学の教育学部教授に移られていた。住居も予科の近辺から相国寺の近くに移られていた。

何となく恐い感じのする先生だったから、私は、自分の悩みを手紙の形にして、それを持って尋ねていった。しかし、玄関の呼び鈴を押す勇気は出てこなかった。私は、持っていった封筒を郵便受けに入れて帰って来た。間もなく先生から手紙が来た。

再度、私は尋ねて行って、私の直面している悩みについて、縷々《るる》聞いていただいた。先生は、私の話を最後まで聞いて下さり、私の悩みを諒とされた。

私は、気持ちが楽になり、文学部への転向は思いとどまり、とにかくこの大学に残ろうと思い、この頃より精神科医になることを志した。

後になって知ったことであるが、上に述べたレッドパージは、GHQ（連合軍総司令部）の指示によるものであり、放校処分は裁判に迄発展し、裁判所で師弟が対立するという状況が発生した。

処分された学生の中に私の知友が二人いた。一人は、京都大学医学部の教授を父に持つK君であり、いま一人は、クラス委員をやっていたこともあり、ドイツ文学のU先生が、ある時、皆さん今どんな本を読んでいますか、という質問をされ、月刊の評論雑誌を挙げたTn君である。私はある時、K君を彼の家に尋ね、彼を連れ出し、基礎医学のY教授の御宅を尋ねたことがある。

私は、この教授は、少しは理解してくれそうに思って尋ねたが、研究のため、夜遅くになってからでないと帰宅しないとのことで諦めた。こんな風に、大学に残ることにしたけれども、勉学に集中できなかった。

そして、次第に集中はおろか、勉学の意欲すら落ちていった。それはまるで、心が凍結されたような状態だった。最近、ふとしたことで、トラウマに関する本を読み、トラウマは心を凍結状態にする、と書かれていた。

別な視点から、私は大学当局に対する敵意を抑圧し、抑圧は私を無気力にした、とも考えた。

当然のことながら、私は留年した。

当時、こんな俳句を作っている。

その枝に靄をまとひて枯木(注2)あり

昭和五十二年七月に出した句集「夏蝶」の序文を、予科時代の国文学の教授A先生にお願いしたが、先生はその序の中で、この句を採り上げ、「枯木の日本画的な幽玄美」と評された。しかし、私から見ると、当時の私の無気力を象徴している、と思える。好意的に見るなら、春を待つ冬木の忍耐を象徴している、と言えるかもしれない。

私は取り残された者の悲哀を感じた。友人のTa君も卒業していった。

星涼(注3)しわがさびしさのあふれゐて

私は一室にこもって耐えた。

冬の灯を花のごとくにともしをり
寒燈をいのちのごとくともしけり

冬の灯に、寒燈に希望をつないだが、凍結は延々と続いた。そして、やっと解凍の時が来た。

三、解凍の春

昭和三十二年（一九五七）、二月、V・フランクル著「死と愛―実存分析入門」(注4)が、発刊された。フランクルは、ナチスのアウシュヴィッツ収容所等での収容体験の持主で、その体験を描いた「夜と霧」(注5)の著者でもある。

非人間的な収容所内で、人間の尊厳を失うことなく生き抜いた、精神科医フランクルの「死と愛」は、私に生きる意味と勇気を教えてくれた。大学での事件以前にフランクルを知っておれば、この苦境など軽くクリアーできたかもしれない、と思った。しかし、その苦境を体験していなければ、たとえフランクルに出会っても、素通りしていたかもしれない。長い凍結の体験は、私にフランクルの価値を教えてくれたとも言える。

翌昭和三十三年（一九五八）五月、M・ブーバー著「孤独と愛―我と汝の問題」(注6)が、発刊された。ブーバーのこの書は哲学詩とも言われ難しいが、野口啓祐訳は意訳だと言われており、そのせいか、一気に読み進めることができた。読後、すばらしい音楽を聞いた後のような、さわやかさ、生の充実感を覚えた。フランクルの「人生を生きる意味」に対して、M・ブーバーは「人間存在の意味」を教えていると思った。

以上の二著書は、長い凍結から私を解放してくれた。今にして思えば、フランクルとブーバーは、私の二大恩人である。

向日葵の金得て今日の誉とし（昭和三十三年）
向日葵は祝福の言述ぶごとし（昭和三十三年）

翌三十四年、私は見合いをし、婚約し、その年の暮、一人で龍安寺を訪れた。

庭石に千年の時雨くりかへし（昭和三十四年）

明けて翌年の冬結婚した。すでに母校の精神医学教室に入局していたが、昭和三十七年二月、教授の命により高知市の病院へ出張赴任。この出張は、昭和四十一年春迄続く。後、一旦精神医学教室へ戻ったが、この年の暮、大阪府下のK病院へ赴任する。ここでのアルコール依存症者との出合いが、その後の私のアルコール依存症医療の発端となった。

四、アルコール依存症医療

最初の病院を含め、大阪府下で二病院、和歌山県下で一病院に勤務している。この三病院勤務中、アルコール依存症の医療を行なったが、最後の病院退職と同時に、依存症の医療も終わった。勿論、患者の数から言えば、統合失調症医療の方が、はるかに多い。

以下上記の期間について述べる。

アルコール依存症を始めた当初の状況については、拙著(注7)に述べたので、参照されたい。

一般に、当時は、アルコール依存症者の医療は、精神科医からは敬遠される傾向にあった。それは、再入院時は別として、初回入院の診察時、依存症という診断について、殆どの患者は否認した。第一の否認と呼ばれるものであるが、病気でないのに入院させられたという思いが強く、酒の酔いから覚めた状況で、不安感、焦燥感と同時に反抗的となり、それを医師や看護師にぶつけてくる。また、統合失調症患者を扇動したりする。専門病棟が設けられるようになり、その傾向は漸次改善されるようになったといえ、統合失調症医療に比べると、はるかにエネルギーを要する仕事であった。

私も時に投げ出したくなる時もあったが、それを癒してくれる場所が断酒会だった。家族の笑顔に接し、元気な前向きな、かつての患者に接すると元気、エネルギーをもらえることができた。

アルコール依存症の医療を始めて、二年目つまり昭和四十三年（一九六八）一月末、東大医学部学生自治会が無期限ストに突入、六月東大で青医連が安田講堂などを占拠、これが全学部へと紛争が拡大した。

表面に現象として現れたものは異なるにせよ、その根にあるものは、私が経験した学生時代の事件と同じではないかと思った。敗戦を迎えて時代が変わったにせよ、大学の古い機構はそんなに急に変わるものではない。その古い機構に乗っかって教育についての考えも変わることはない。科学主義オンリーに走ると、根っ子にある大切なものが忘れられ失われていく。大切なものとは、M・ブーバーの「我―汝」関係（注8）である。教育においてと同様、臨床の場でも同様のことが言える。

柳澤桂子は、長い間、原因不明の病気に悩まされ苦しめられた。最初は、めまい、吐き気、腹痛などであったが、次第に四肢麻痺、嚥下困難を伴うようになり、起きることもできないようになった。氏が最初に身体異常を感じたのは、一九六九年で、その頃より検査機器は大型化し医療が検査値に寄りかかり、過大評価する傾向は加速化し、医師が検査値だけを見て、人間を見なくなったといわれる時期、と氏は述べている（注9）。

検査値に異常があらわれないために、氏は病気とは認められなかった。気のせいであるとか、何か不満があるために出る症状とされた。親切な医師にもめぐり会ったし、支えてくれた医師もいたが、それはむしろ少数であった。そして氏は、次のように結論する。「医師はそのひとの人格以上の医療はできないものである」「社会が成熟しないかぎり、医療はこの誤りから抜け出せないであろう」と。そして「思いがけず、在宅医療に力を入れる医師によって救い出された」と述べている。

さて私の場合、依存症とスピリチュアリティとの関係を意識するようになったのには、和歌山断酒道場とのかかわり、同児玉正孝道場長との出合い、それと関連してＡＡ（注10）の十二ステップ（注11）との出合いによることが大きい。

その期間中三冊（そのうち一冊は児玉正孝氏との共著）の依存症臨床の書を出した。

これらは、出版社からのものであるが、その前に二冊の本を出している。その二冊目に、「人間復活への軌跡」というのがあり、これは主に児玉断酒理念の説明、解説、医学的立場からの考察と、児玉氏への思い出により成り立っている。これは、道場創立十五周年を記念して、昭和五十九年（一九八四）三月に出された。

前記ドイツ文学のU先生や、当時京都大学教育学部長をされていたS先生に、この書を贈り、何れも御返信をいただいた。精神医学的立場よりの考察には、フランクル、ブーバーの考えを援用しており、U先生よりは、ブーバーが出てきてびっくりしました、とあり、S先生よりは、難しいですねえ、とあった。難しいというのは、多分臨床の難しさを指したものと思われる。両先生との交流はこの時迄続いていた。

ついでに、S先生との交流について言えば、高知市の病院へ出張の折、当時「高知精神衛生」という機関誌の編集を担当しており、この誌に載せた「社交性について」という拙文を先生へ送ったり、先生よりは、先生の奥様がお亡くなりになった折、先生の編著よりなる追悼記念出版書が出され、その書への寄稿を求められ、奥様への追悼文を書いた。前記のように、私の学生時代のつらい時期に一度だけお伺いし御目にかかっただけであるが、どういう学生が尋ねてくるか、あらかじめ先生より聞いておられたかもしれないが、とても温かくやさしく迎えて下さった。ほんとうにホッとする思いだった。しかし、この追悼記念出版書を読むと、どの追悼文も同じニュアンスで綴《つづ》られていた。奥様がお亡くなりになる前だったと思うが、ある時、果物店にパインアップルが並べられていて、さすが南国だなあ、と感心し、その果物を先生宛送ったこともある。

最後の紀の川病院は、昭和五十二年より平成十三年九月迄勤めた。当時の句を挙げる。

曇り日も晴れ日も桐は花さびし
水仙花光の渦を巻き咲けり
水仙の島をへだてて海青し

そして、紀の川病院退職と同時に依存症の医療は終わっている。

五、信仰

前項「依存症医療」の最後の頃、つまり、院長職を辞し、平成四年より顧問となり、勤務も非常勤となった頃であるが、キリスト教会を訪ねている。

時々は日曜礼拝に出席したが、主な動機は教会のスタッフに若いアメリカ人がいて、英会話を習うのが目的だったようだ。また牧師に頼まれて、心病む信者のカウンセリングなどもボランティアとしてやっていた。

そのうちに、大阪府下の牧師数名と、信者数名により成る「パウロの跡を尋ねて」というローマ、ギリシャ、トルコ、最後にイスラエル訪問という旅の企画があって、これに誘われ参加することになった。

平成八年（一九九六）三月のことであって、パウロの生地タルソを訪ねた日が、私の誕生日であって、会食のとき、みんながハッピーバースデーを歌ってくれたという思い出がある。イスラエルでは、イエスゆかりの地を尋ね帰国した。その後、聖書の読書会が教会で行なわれるようになり、旧約の創世記より始まり、新約の「ヨハネ」迄来て、私の足は止まってしまった。私は、当時イエスを、歴史上の人物、大預言者、高い霊性の人と理解しており、いわば人生の教師であり、聖書に書かれてあるように、私は私の十字架を背負って、イエスの後をついていくのだと考えていた。ところが、「ヨハネ」では、イエスは神となり、信仰の対象となった。私の理解では、前者の立場は、禅の修行に似ており、後者は浄土真宗に似ていると思われる。禅も浄土真宗も究極は同じだというのが、現在の私の考えだが、「ヨハネ」ではイエスが神となったので、従来のイエスの後を見習いついていくという私の考え方が成立しなくなり、この問題が解決できず私は教会を離れた。読書会が新約に入った頃だと思われるが、「時満ちる」というタイトルで、自分の信仰について書くよう牧師に言われ、その時の提出文と、教会を去る時に牧師宛に書いた長い手紙から、当時の私の信仰がどんな風であったのかをまとめてみることにする。

この提出文には、「私は仏教とキリスト教の間を時計の振り子のように動きながら、宗教性とは何か、を探し求めていた。それは、宗教の教理、教義以前の根底にあるものは何かというテーマである」とあり、ティク・ナット・ハン著「生けるブッダ、生けるキリスト」（春秋社）の序文を書いたエレイン・ペイジェルズの次の文章を引用している。「キリスト教が唯一の救済の道を世界に示すことができる宗教であって、ほかのすべての宗教は役に立たないという観念……この態度は、対話を阻み、宗教的不寛容と差別意識を育てるのです。これでは救いとはなりません」。

また、上記の本の別の序文の著者ディヴィッド・スティンドゥル＝ラストの次の文章をも引用している。「生きていることそのものによってもたらされる苦しみ――誕生の苦しみや成長の苦しみ（生老病死）――を恐れることのないひとりの仏教徒が、ホーリー・スピリットをすべての生命あるものの究極の源だと考えるのは当然であろう……われわれキリスト教徒だけが、ホーリー・スピリットを独占しているわけではない」。

次いで、私自身の見解として、次のように述べている。

仏教、キリスト教の何れにおいても、その信仰の究極の対象としているものは「永遠のいのち＝真理」である。そしてそれは、「こころ」の次元においては、「平安（キリスト教）」「ネハン（仏教）」として受けとめられている。……では、違いはどうして生まれて来たのだろうか。人間が、永遠のいのち＝真理から啓示を受けるにしても、その啓示の内容は、啓示を受ける者の置かれた状況に大きく影響を受ける。（例えば、モーセと釈尊の置かれた文化・風土の違い）人間は、神そのものではなく、生身のこの世の着色を受けた存在である。モーセは、エジプトから大群衆を、ひきいてカナンの地を目ざす。道中は、緑と食物の極めて乏しい荒地である。一方、釈尊は、王子の身で、「生老病死」という苦に直面し、単身でその解決をめざす。

仏教と比較して、ユダヤ・キリスト教は、永遠のいのち、真理をpersonal（人格的）なものとして受けとめている、日本のように、豊かな自然は、そのひとつひとつが、恵みとして、動物も、山も川も、森も神として受けとめられた。つまり、縄文以来の多神教の世界である。他方、モーセの置かれた環境は、緑と食物が極めて乏しく、恵みとして受けるものは具体的に身辺になく、しかも群衆の中にあって、personalに受けとめざるを得なかったのであろう。

以上は、提出文の記述から抽出した内容である。次に長い手紙の中から、一つだけ選ぶ。以下はその内容である。

出エジプト記三章十四節。神はモーセに仰せられた。「わたしは、『わたしはある』という者である」。このように、啓示によって「わたしはある」ということがわかったとしても、これは本来、人間の言葉によって名付けられないものである。「わたしはある」は、過去、現在、未来に「生きている」わけであるが、本来は人間の言葉によって名付けられないもの、人間を越えた存在である。人間の言葉により名付けられた時、すでにこの世の、人間的な着色を受けている。文化的、風土的な着色を受けている。だから、そうでないものを、仏教では、「無」と言い、「空」と言う。それは、空《から》っぽという意味ではなく、むしろこの世の、この世界の源にあるもの、この世のこの世界の現象の根底にあって、それらを生み出しているものである。つまり創世記にある天地創造の根源にあるものである。般若心経の「色」とはこの世の現象界、変化してやまない現象界、その現象を生み出している根源にあるものが、「空」である。

このように抽出し、まとめてみると、仏教・キリスト教の教義を超えて、その根源である宗教性を模索していたのが、当時の私の信仰の位置だったようである。

六、ひきこもりの支援活動

a．家族の会から当事者グループへ

医療機関にいなければ、アルコール依存症の医療を行なえないのは当然で、病院退職後、ひきこもりの支援にかかわることになった。ひきこもりの居場所作りを考えたが、その前段階として、先ず家族の会から始めることにした。両親がすでに死亡していて、私の生家を会場とした。

平成十五年（二〇〇三）五月より、平成十九年（二〇〇七）七月迄主宰した。この間、どちらかと言えば、家族の心理、悩みを学ぶことができたし、会終了の度に、「癒されました」と言って下さる家族もいた。ひきこもりを理解する上で勉強になったことは事実である。

家族の話から、当事者の状況を知ることができたが、彼等の活動の活発さを見はからって、この日にバーベキューの会をやるので連れて来てほしいと招集をかけ、バーベキューの準備をして

待ったが、結果は失敗だった。一人も現れなかった。私は自分の甘さを思い知らされた。

平成十九年五月頃、私に病気（前立腺癌）があることが判明し、検査入院、治療など行なわなければならなくなり、私の知人がやっていた家族の会や、大阪府心の健康総合センターの家族の会に受け入れをお願いし、この会は七月で閉じることになった。

紀の川病院退職後、私の知人の病院理事長の依頼でI市内の精神科病院へ、非常勤で、家族の会発足と同じ頃より勤めることになり、この病院の外来へ家族会の家族の御子さんが何人か通っていた。

平成二十一年（二〇〇九）四月より、この外来に通院の当事者やその友人（ひきこもり）も緒に集まってもらうことにし、S市の駅近くの喫茶店で、グループの会を発足させることにした。ひきこもりを専門にやっているというカウンセラーにも応援をお願いした。消長はあったが、何とか続いている。

最初は、このグループを、断酒会のような自助グループにと考えていたが、アルコール依存症とひきこもりの違いが次第に解ってきた。非常勤として勤めている者、未就労の者等いろいろだったが、就労すると、勤務の関係で来られなくなる。また、非常勤から常勤になると、やはり勤務の関係で来られなくなる。

というのは、グループの会をやっていたのは、土曜の午後で、断酒会のように、勤務とは関係なく参加できる夜とか日曜でなかった事情もある。それに断酒会の場合は、断酒という目標があって、断酒できないでいる仲間を支援しようという気持ちが強く会員にあったが、ひきこもりの場合、このような明確な目標はなかった。

b. トータル・カウンセリングとの出会い

ひきこもりの当事者の召集に失敗後、平成十八年（二〇〇六）であったか、二月に、米沢興譲教会の田中信生牧師の講演が大阪市であり、その折、同教会の大阪分教会の信者であるH氏の紹介で、同牧師に初めて御目にかかった。同牧師の講演は、毎年大阪市であり、続けて出席したが、神という言葉はあまりなく、ユーモアたっぷりに師の世界を見せてくれた。今迄も何回か他の牧師の講演を聞いたが、それらは宣教の流れの上にあって神という言葉もよく使われた。それと違って、田中牧師の場合は、画家の画を見て、その画家の世界がわかり、作曲家の音楽を聞き、その作曲家の世界がわかるといったように、講演を聞いて、その講演家の世界がわかる、といった感じだった。それは、ユニークで、明るく希望感の浸透した世界だった。(注12)

同牧師は講演家の他に、もう一つの顔を持っていた。それは、トータル・カウンセリング・スクールを主宰するカウンセラーとしての顔だった。アメリカで大学の他、神学校を含む二校を卒業、同地の教会牧師も歴任、同時に、ロジャースにカウンセリングを学ばれたと間接的に聞いている。そして、そのロジャースに、牧師独自の思想を加味したオリジナルなトータル・カウンセリングを創始されていた。そのセミナーも毎年開かれていて、午前・午後と三日間のスケジュールで、私は神戸市一回、大阪市三回と都合四回出席している。

トータル・カウンセリングで強調されている一元の思想とビーイング（being）とには、深い関係があるようで、ビーイングとドゥイング（doing）のお話もよくお伺いした。

また本書第二部解説の第二章「ひきこもり」の「社会的ひきこもりとアルコール依存症」という論説は、ある場所での講演を活字化したものであるが、この小冊子を牧師に進呈したところ、それを英訳されアメリカの知人に送られたそうで、それが好評だったということで、アメリカでの講演を依頼されたが、前記のように、検査入院、治療の時期と重なりお断りした。米沢の興譲教会へは、金曜土曜日曜と三日間の予定でお伺いしたことがある。最初の日に講演を依頼され、大変な歓迎を受けた。拙著「酒害についての手紙」が、発行所より大部取り寄せられていて、来会者にサインを求められた。三日目は日曜礼拝に出席して辞去した。かくして米沢は私にとって、希望の灯をともし続けてくれる土地となった。

c. ある体験

平成二十三年（二〇一一）五月頃だった。その日はやや疲れ気味だった。ひきこもりのグループワークをどういう方針で進めていったらよいか考えていた。してあげる、ではいけない、させていただく、だと思った。他に何があるだろうか、と考えていたとき、感謝だと思った。それで、「させていただいて有難う」と口に出してみた。するとその時、ドーンと火がついたように胸底から突きあげてくる衝動があった。それは至福の感情だった。突然のことで、これは一体何だと思った。沢山お金をもらったらこんな気持ちになるだろうかと考えてみた。ノーだった。高い地位についた時？　何か大きな名誉をもらった時？　何れもノーだった。そして、これはこの世のものと関係がないと思った。とすれば、これは神から来たものではないか思った。しばらくして、いや神は私の内部にもいると思った。そして、ふと死の不安が無いことに気付いた。三途の川、と思った時、大きな幅広い川が広がって見えた。ゆっくりとした流れだが、右から左へ進んでいるように思えた。川のこちらは、砂や小石で植物らしきものは余りなかった。幅広い川の向うを見た時、空に天使が舞っていた。

自らも神秘体験を経験した柳澤桂子は、宗教学者の岸本英夫の文を引用し、その体験の共通の特徴は次の四つであるという。(注13)

①特異な直観性
②実体感、すなわち無限の大きさと力を持った何者かと、直接に触れたとでも形容すべき意識
③歓喜高揚感
④表現の困難

また、柳澤は、神谷美恵子の次の文をも引用している。神秘体験には「小さな自己を越えた大きな力との出会いがある」

このような文に接すると、私の上記の体験も、神秘体験と考えてよいのだろうか。

注1：ゲーテ全集7（前田敬作・今村孝訳）『ヴィルヘルムマイスターの修業時代』潮出版社、一九八二年、一一八—一一九頁
注2：「枯木」葉を落としつくした冬木をいう。枯死した木のことではない。
注3：「涼し」夏の季語、従ってこの星は夏の星である。
注4：V・E・フランクル（霜山徳爾訳）『死と愛—実存分析入門』みすず書房、一九五七年
注5：V・E・フランクル（霜山徳爾訳）『夜と霧—ドイツ強制収容所の体験記録』みすず書房、一九五五

六年

注6：M・ブーバー（野口啓祐訳）『孤独と愛—我と汝の問題』創文社、一九五八年

注7：米田栄之『酒害についての手紙—アルコール依存症とその回復』星和書店、一九八九年、一四六—一四七頁

注8：「我—汝関係」本書第二部第三章三のa参照

注9：柳澤桂子『癒されて生きる——女性生命科学者の心の旅路』岩波書店、一九九八年、v—vii頁

注10：「AA」Alcoholics Anonymousの略。一九三五年アメリカで始まった、アルコール依存症者回復のための、匿名の自助グループ。

注11：「十二ステップ」アルコール依存症から回復して、人間として成長していくための実践的な「生き方」のプログラム。

注12：「希望感の浸透した世界」その世界に悩みも苦しみも挫折も無いという意味ではない。すべては神の愛の中にあるのだから、悩みも苦しみも挫折も神の愛の中にある。それらは、自分を成長させるチャンスとしてある。それらを、ポジティブに、肯定的に受け入れて、神の愛を見つめ信じてコツコツと努力するなら、必ず、悩み、苦しみ、挫折は、試練として成長の糧となる。

注13：注9に同じ、三〇—三七頁

第二部　解説

第一章　アルコール依存症

本来は、アルコール依存症の解説を、ここで行なうべきであるが、本書体験記の当事者である栗原司は、静岡県下の精神科病院を、十四回ほど入院したが、回復に至らなかった。栗原にとり有効であったのは、児玉断酒理念であり、その理念に内蔵するスピリチュアリティ、そして自助グループ（断酒会）とのかかわりであったと理解する。

従って本書では、栗原回復体験の解説として、主として児玉断酒理念形成の萌芽について記述されている、児玉正孝著「わが脱出の記」の要約と、同理念の結実としての著書「児玉語録」の概説を述べることにしたい。

詳しくは、「わが脱出の記」と「児玉語録」を直接読まれることをお願いする。両書は、児玉・米田共著「酒をやめたい人のために」（注1）に収録されてある。

またアルコール依存症回復のための一般読者に向けての解説、自助グループ（断酒会）（注2）についての解説、依存症の精神病理については、拙著「酒害についての手紙―アルコール依存症とその回復」を参照していただきたい。他に、拙著「アルコール依存症―その心の癒しと回復」(注3)があり、この書は、前記拙著の補完的役割をなすものであり、「児玉語録」についての精神医学的考察や、精神病理については前記拙著とは、別の視点からの論説が収録されているので、併せてお読みいただくことをお願いする。

一、初代和歌山断酒道場長 児玉正孝著「わが脱出の記」要約

二十数回という精神科入院歴を経て、児玉がやっと断酒の道を歩み始め、その断酒の実践の中から、誰の指導もなく、児玉独自の断酒理念を構築していったのは八丈島の地に於てである。誰の指導もなかったが、しかし児玉は、初めて素面《しらふ》の目で見、素面の頭で考え、いろいろと積極的に学び、その理念を追求していった。そのプロセスは、児玉の自伝的著作「わが脱出の記」の中で赤裸裸に語られている。次にその要約を述べることにしよう。

（「　」内は「わが脱出の記」からの転記である）

a．八丈島行（冷たい愛情）

八丈島行は、児玉の二十数回目、最後の入院（昭和三十六年七月）中、児玉夫人の面会があり、同夫人よりすすめられたことによる。「日本禁酒同盟の事業として、今度八丈島に断酒療養所が

出来たそうです。そちらへ入院されたらいかがですか」というものであった。その入院期間について夫人より質問があり、児玉は奮発して「一年」と答えたが、妻は不満で、「せめて五年は療養して頂きたいと思っていますのに」と言われたという。児玉が和歌山断酒道場長になって後のことであるが、筆者は時々児玉夫人に会う機会があり、その折、夫人はよく「**冷たい愛情**」という言葉を口にされていたことを思い出す。

それは、理性の愛とでも言い換えることもできようが、妻の共依存、つまりイネイブラーとしての弊害をよく知っていたのだと思われる。夫のアルコール依存症を自分の流儀で解決しよう、助けようと努力すればするほど依存症をますます悪化させる弊害のことである。夫人は数多くの失敗の経験からそのことを学んだのだと思われる。「五年」という期間を設定したのには、そういう意味がある。児玉も後に、「五年の言葉」に感謝している、と「脱出の記」の中で述べている。

さて、「八丈島断酒療養所」へ入所したものの、そこは適切な指導者がいるわけでもなく、この主《あるじ》は、入所者が病気になっても医師の受診もさせず、右手をかざし、手の平から放射されるお光さんの御利益で治すという新興宗教の信者であり、また家族からの送金額と療養所の主の記帳した金額との間に相違のあることを発見したりして、その不満を禁酒同盟に訴えるために上京したが何の回答も得られず、結局、禁酒同盟会員の脱退届を出すことになり、以後島のY氏宅に厄介になることになり、農耕作業に従事するようになる。

b. 手紙

「島に来て三ヶ月」間、「随分多くの手紙を書いた」と児玉は述べている。「過去のわび状」であり、「良心の呵責から逃れるためにも、出来得る限り多くの人達へ、数多く出すことに心がけた」と述べている。しかし、「返事は一度も来なかった」、しかし「書いた文句に責任を感じ始め」、「書いたことは必ず実行するようになった」、そのことによって「断酒への決意が徐々に強化されて行くことを知った」。島に来て三ヵ月余を経て、初めて児玉宛の封書が届いた。それは、岩佐夫人からのクリスマスカードであった。「主の御名を賞めたたえん。古き人を、その行いと共に脱ぎ捨て……」と美しい字で書かれていた。児玉は、過去に幾度も「妻（注：児玉夫人はクリスチャンであった）に無理やりに引っ張られて、教会礼拝に出席させられた」。児玉は、お説教や聖句を断片的に覚えており、「私の過去の行いをも一切脱ぎ捨てて実生活に新しい行ないを始めなさい」と解釈し、「夫人のお気持が不思議にハッキリと判り、涙の出るほどうれしく感じた」。そして、これが機縁で、「三ヶ月後には島の教会」へ「導かれるまま通った」。

その後、児玉の「妹から分厚い封書が届いた」。

結論として、「お兄さん菊子姉さんを幸福にしてあげて下さい」と書かれてあり、その後、折にふれ何処からとなく、この妹の声が聞えるようになった。

八丈島に行った年の翌年四月下旬、「山口市の弟から便りが」あった。両親の写真が同封してあった。児玉は、「母の和やかな徳相」と深い無私の母性愛に感じ入るところがあり、「過去の私が子供に対して」「今少し人間らしい愛情があったならば、アル中にはなり得なかったはず」と思うに至る。そして、「酒を止めようと思っているうちは、決して止められるものではない。酒は止めるものではなく、飲めなくなるものである。これを私は断酒だと考えている。断酒とは……より良き父親に、より良き夫に、より良き息子になることだと考えている」と述べている。

以上、児玉から出した沢山のわび状の手紙と、受けとった三通の手紙、即ち岩佐夫人、妹、弟からの手紙、すべてこれらの手紙が、児玉の回復に意味を持っていたと思われる。

c.　鏡に映った己れの過去

本稿の（a）「八丈島行」の結びのところで、児玉は療養所を去り、Y氏宅に寄寓することとなり、農耕作業に従事することになった、と述べた。療養所とは名ばかり、そこは「内地の廐舎《うまや》を思わせるような荒家《あばらや》」であったが、児玉が入所する前に既に第一号のM君が入所していた。前記のように、家の主は指導者としては不適格であり、児玉は逆境と感じたのであったが、しかし「このような逆境が現在の私を創ってくれた」とも書いている。それは何故だろうか?

入所者としては第二号となる児玉の後、第三号、第四号と次々と病者が送られて来た。東京の禁酒同盟本部より、その都度電話連絡があり、児玉等は波止場まで迎えに行くが、名前を連呼しなくても「来る患者、来る患者、みんな申合せたように、一番最後のハシケ（艀）でグデングデンに酔っぱらって上ってくる」、「アル中独特の薄汚ない、土色のむくんだ顔の酔っぱらい男を探せば間違いなく当人で」あった。彼等の第一声が、申し合せたように「お迎えありがとう」とか「ご苦労様です」との挨拶は全く無く、ただ一言「一杯飲ましてくれませんか」であった。児玉は、「これには呆《あき》れ果てて二の句も出ず、ツバでも吐きかけてやりたいような腹立たしさを覚えた。とともに過去の自分の姿をマザマザとそこに見せつけられ、古傷をえぐるような切ない気分に、思わず逃げ出したいほどの衝動にさえ駆られた」と述べている。

「この島に流されてくるアル中患者がふえるにつれて、彼等の禁断症状期間中の世話が大変であった」、「或る者は山奥の療養所から」「酒を求めて昼夜の別なく逃げ出すし、或る者は、今にも息を引き取るような悲愴なうめき声を上げて悶《もだ》える」。

児玉が八丈島へ着いたのは九月九日であった。そして十二月上旬には、入所者は八名となった。この共同生活の中で、仲間達の、現在の状況についての不平、不満、愚痴を、他方自分自身についての駄法螺《ぼら》・自慢・自惚れを、また嘘・他者批判を聞かされることになる。そして、児玉は次のような反省をするに至る。

かつて私自身も彼等と何ら変ったところがなかったからである。特に嘘とでたらめでは、家族はもちろん、親戚友人を如何ほど泣かせ、あざむいて来たことか。彼等と生活を共にしていると、半年前の私の惨めな生活が、記録映画のようにまざまざとそこに再現されてくる。するとなぜか身につまされ、誰も居ない処で、一人で暮らしたい気持ちになる！　これがアル中の後遺症とでもいうものだろう。今以って苦しみを乗り越えようともせずして、すぐに逃避しようとする。こうした責任を己れに求めずして、他に求める柔弱さが二十数回も入退院を繰り返したものと反省させられた。

児玉は、入所第二号という立場で、後続を含めた八名との共同生活の中で、ややもすれば和が保てなくなり、混乱に陥りがちな状況の中で、ここでの生活を、「精神修養とか、修行とか固苦しい考え方はやめて、至極安隠気楽な中に、己れの生活を根本的に改造する、いわば断酒温泉ともいうべき雰囲気をもったところにすることを望んでいた」。「温泉にひたったたように、心のシコリは自然に解きほぐされ、心晴ればれとした生活に入ることを願っていた」。

児玉は、「八人の和を取り戻し、強固な団結によって、より堅固な断酒の決意を結束させることを願った」が、療養所の主に対する八人の不満が、即ち、Sさんの病気に対する対応への不満とか、家族からの送金額と主の記録の不一致への不満等が頂点に達し、結局前記のような過程を経て、八名のうち五名が、療養所を出てY氏宅に寄寓することになる。

d．労働・自然

Y氏のところでは、農耕を主とした作業を始めた。「ただガムシャラに働き、わが体を、これでもかこれでもかと痛めつけることによって、そこに何ものかを見出し、何ものかを得るに違いないと、ひたすらそれのみに働いた」。

児玉は、療養所での共同生活の中で、「断酒温泉ともいうべき雰囲気」、「温泉にひたったように、心のシコリは自然に解くほぐされ、心晴ればれとした生活」を望んだのであったが、八丈島の自然が、まさしくそのことを児玉にもたらしたのであった。

「ホトトギスが朝早くから」「狂ったようにさえず」り、「八丈島名物赤まむしがノロノロと這い出すのもこの頃であった。春！　それは森羅万象全てのものが、深い眠りから覚め、活動を起す時であることを働きの中で肌身で知った私は、永い間闇の中にさ迷っていたわが心に一条の光明がさし込んできたことを感じ、思わず『これだ！』と叫ぶと共に酔生無死、今こそ覚める、ああわが生命ここに生くるとつぶやいた」と述べている。

e．ピーマンの根

「三月の下旬、ピーマンの移植をすることになった。」「土の上に現われているピーマンは、せいぜい十センチ余の弱々しい茎なのに、根は茎の幾十倍にも勝る繊維をもっている」。

本末転倒

ピーマンのことから、ふと酒のことが頭に浮んだ。過去に、酒は悪い、悪いと憎み、恐れて酒を断っても、いつの日か又飲み始めている。恐れながらも同じことを繰り返して来たことは、今手にしているピーマンの白根と同じようなものではないだろうか。いかに酒を断つことに努力しても、酒癖の根元ともいうべき白根、即ち己れの持っている数多くの欠点……自惚れで見栄坊、何を成しても根の続かぬ、虚栄心の強い大うそつき等々……を根絶しない限り、あしたばの芽を摘むに等しい行為だ！　要するに過去に自分のやって来たことはすべて本末転倒した、ものの考えで、いわば、土台のない上に断酒堂を建てていたようなものだ。

だからチョットした台風、地震にあえばモロクも崩れゆき哀れな元のアル中に戻るのも当然の理だ。しかし己れの欠点である虚栄心、大ウソツキが簡単に矯正出来るであろうか？　たとえ出来たとしても、アル中という者は酒飲み百人に対して一名程度の比率ではないか。さすればチョットやソットの欠点ではないだろう。自惚れやウソツキよりもまだまだ大きい黒い影が自分を覆うているのではないだろうか？　それが何ものであるか自分には分らぬが、しかしやがては自分で識ることも出来るであろう、それにしてもこの時に教えられたピーマンの本末転倒の教訓は、今尚私の信条として内に根強く育ち、酒害者に接する毎に「アル中は病気ではない。自分で勝手につくり出した最悪の癖である。それ故に他の人には出来なくとも自分で必ず治せる」といい聞かせている。

上に引用した「ピーマンの本末転倒の教訓」は、児玉断酒理念の根幹にかかわる部分である。ここで児玉が問題としているのは、第二の否認（飲酒問題以外に、何も問題を持っていないという否認）についてであって、この点については、内省的に自己の内面に取り組むという主体性が大切であり、病気であるという甘え、依存が、児玉の言うように、むしろ不必要であるのかもしれない。

第二の否認については、AA（注4）では、ステップ四（棚卸）で取り組むことが求められている。そして、その結論として、「彼の人生の、手抜き工事された基礎を全部取りこわして、岩層の上に新しく建て直す必要がある」と述べられている。児玉も文中、「過去に自分のやって来たことはすべて本末転倒した、ものの考えで、いわば、土台のない上に断酒堂を建てていたようなものだ」と述べている。つまり、「岩層の上に新しく建て直す必要がある」というAAの主張と共通するところである。（傍点は引用者）

先に述べたように、「ピーマンの根」の教訓は、児玉理念の根幹にかかわる部分であるが、この気付きに至る伏線として、（c）「鏡に映った己れの過去」で述べたような、仲間の姿の中に過去の己れの姿が映し出されるという体験があり、そして「断酒温泉に浸る」という構想・願望が、八丈島の自然によってもたらされ、その結果、「過去の嫌な追憶に煩悶して、己に克つために、われとわが心身をカットウさせて、常に心の弦を引き絞っていた私」が、開放されるという体験があり、八丈島の春の意味を自分の肌身で知った児玉は、「わが心に一条の光明がさし込んできたことを感じ」、「酔生無死、今こそ覚める。ああわが生命ここに生くる」とつぶやくに至った体験があった。上に述べた何れの体験もそれが、伏線となって、児玉にこの気付き（洞察）をもたしたのだ、と言えよう。

f．信仰

児玉が八丈島へ来てより九ヵ月が経った。この間、延べ十六名の酒害者が来島した。そして、児玉が来島の翌年の五月上旬には、静岡出身の鷲山氏（筆者注：後の静岡県断酒会会長）と二人きりになった。寮友が「喜び勇んで家族のもとに帰る姿を埠頭に見送るたびに、一抹の苦悩が」、児玉の「胸をかすめる」。「家族に会いたい郷愁の念に変わりはないが、諦めねばならぬ、立場が違う」と児玉は思い至る。そして児玉は「何はともあれ五年は此の島で辛抱しようと心に誓った」。児玉は、「鷲山氏とも話し合ってY氏の宅を離れ自活することを決めた」。新しい住み家を探しあぐねて、「民生委員の浅沼あきさんを訪ねて依頼したところ、クリスチャンの老夫人は」、「遂にキリスト教会の裏手に当る一軒の空家を探しあてて下さった」。

「仕事の方は、東京都八丈島支庁で、島民の救済事業の一環として実施中の、八丈三原山林道の開発工事現場で働くことになった。日当八百円也」。

「私達日傭労働者には日曜はなかった。雨降りがすなわち休日だったからである。しかし、」児玉は、「日曜日には休むことにした。というのは、若き牧師の人となりに何となく魅せられて教会へ行くことにきめたのである」。

八丈島の生活一年は、私にいろいろなことを教え、私をして大きく精神的に成長させてくれた。

先ず第一に、広大無辺の大自然の恵みである。過去の私は、自力で生きて行けるような思い上った広言を吐いては、多くの人々に迷惑をかけ通して来たものだ。現在では自分が生きているのではなく、自然の恵みによって生かされていることに目覚め、生かされている意義、目的について真剣に考えるようになった。

また、農耕を始めたことによって、限りなき広さと深さをもつ土が、あらゆる命を生かし育成していることを身を以て覚え、土を生かし得ずして己れを生かすことは出来ぬという結論に到達し、まず他人の幸福を願う愛情なくして、自分の幸福はあり得ないと考えるようになった。

以上、「わが脱出の記」より、あちこち引用したが、島へ来て一年、児玉の考えに、大きな変化が起っていることを、窺い知ることができよう。

昭和三十六年九月九日に、児玉は初めて八丈島へ来ることになったが、昭和三十九年六月、八丈島を去り静岡へ行き、静岡県断酒互助会の一員に加えてもらい、その地の会社に雇用された。静岡へ来てより、児玉は禅の方へと心が移り、参禅の修行をしている。「わが脱出の記」は、昭和三十九年八月より執筆、昭和四十一年十一月初版が発行された。

この「わが脱出の記」の「あとがき」で、児玉は「過去の私は、あれも自分のもの、これも自分のもの、妻や子供までも自分のものと考え、すべて自分の意の如くになるものと思い込んでいた強欲が、やがては胸に一物背中に荷物となって自ら求めて犬猫同様な泥沼の生活に陥ったのである」（傍点は児玉）と述懐し、書の終りに「信仰」の項を設けて、その最後に次のような記述をしている。

「自分の体験から申せば、酒は意識してやめられるものではない。精神的最高の覚醒に精進する途上に於て、意識せずして断酒に成功しているものと考える」と述べ、自身の信仰体験については、次のように記述する。

欧州人がよく「日本人には宗教はあるけれど信仰がない」と批判するが、自分は幸いに酒を体でやめた強い体験を持っているが故に、信仰もただ合掌するだけではなく、額に汗して働く中で神仏を見出すことに懸命に努力して来た。自分のような、つまらない者でも体で識ってくるとキリスト教も禅宗も表現の言葉こそ異なれど、表裏一体であると間違っているかもしれないが私は信じている。私がキリスト教会で学んだ聖句に「われもはや生くるにあらず、主キリストわれに在りて生くるなり」という一節がある。又禅宗で学んだ中に「大死一番絶後に蘇える」の絶句もある。この事は字句のみを解釈すれば確かに二分されるだろう。自分も最初はそうであった。処が幸い今日《こんにち》では、自我を脱ぎ捨てれば誰彼の差別なく愛さずにはいられない衝動が起る。それは自分ではない、もう一人の自分の力である事を覚えた。そのもう一人の自分が神の愛であり仏の慈悲であると理屈抜きで自分は信じている。ともあれ、仏の慈悲、神の愛が常に私に純粋な人間性そのものを自覚せよと、教え導き下されました事は唯々「ありがたい。もったいない」の言葉で感謝する以外には今の私には表現する言葉がない。

この引用文中、「自我」とあるは、仏教流に言えば、「我執」のことでありキリスト教流に言えば、エゴ（罪）であり「もう一人の自分」とあるは、「本来の自己」「真実の自己」、あるいは、「イエスを信じその愛を受けた自己」であろうと解釈する。

児玉がここで述べているのは、キリスト教、禅仏教という形の核にある、形を超えたスピリチュアリティではないだろうか。

最初の引用文中にある「精神的最高の覚醒」も同様に考えられないだろうか。

以上で、「わが脱出の記」の要約を終わることにする。

二、「児玉語録」概説

この第一章の最初のところで述べたことであるが、この「児玉語録」は、児玉・米田共著「酒をやめたい人のために[注1]」に収録されてあり、そこには「語録」の各項目について、米田の逐語注釈が付記されており、詳しくは、それを参照していただきたい。

本書では概説にとどめたい。

児玉が、和歌山断酒道場長の任に着いたのは、昭和四十四年（一九六九年）四月であり、昭和三十九年六月に八丈島を去ってより、約五年経過している。その間、静岡で参禅の体験があり、児玉語録の背景をなしているのは、禅仏教である。もっとも、語録には、「心の鏡を磨く」の項で、「人間本来仏」が、「素心にかえれ」の項で「不生不滅、不垢不浄、不増不減、すなわち『無』のもの」と言う語句が出てくるだけであるが。

「語録」は、二五項目より成り立っており、道場での講話を、道場修了生が、「語録」として編さんし、一九七一年初版が発刊された。（一部児玉が発表した文からの抜粋も含まれる）

児玉・米田共著「酒をやめたい人のために」（改訂版[注1]）の「まえがき」で、米田は「児玉断酒理念を要約すれば、『**反省・感謝・報恩**』と『**素心**』にまとめることができよう」。AAの十二ステップ[注4]の「ステップ四以降の内容は、児玉理念に相通ずるところが多い」と述べた。

「児玉語録」の内容を、大約的に説明するなら、それは、酒をやめることによって、新生の道を歩むことを目ざしている、と言ってよい。従ってＡＡのステップと関連させながら、以下その概略を述べることにしたい。

ただ（酒を）やめているだけでは、苦しいだけの人生、不平不満愚痴を言いたくなる人生、飲みたくなる人生、死にたくなる人生……

それとは逆に、生きていてよかったと思える人生、有難い、**感謝**ですと、思わず声に出したくなる人生、……

前者と後者の人生のちがいは、どこにあるのだろう。

それは、自分の固有の人生に、どのように向き合うか、そして、行動をどのように発想し考想するか、にかかっている、と言ってよい。

その向き合い、見つめ、発想し、考想する根源が何処にあるか、にかかっている。そこを児玉は、「**素心**」と言っている。それは、我執という欲に、とらわれ、まみれたその埃《ほこり》や垢《あか》を洗い去り、ぬぐいとり、本来の自己、真実の自己に目ざめる場所である。そこから、**愛**が生れ、仏教流に言えば慈悲が生れる。

それは、自分の愛として慈悲として行為するものではあるが、その由来は、おのれを越えた世界から来るものである。それをＡＡは、ハイヤー・パワー（higher power）と呼んでいる。そのハイヤー・パワーから愛をいただけるようになるためには、第二の否認[注5]を解決して、ＡＡステップ四に述べられてあるような棚卸の必要に迫られる。

それを児玉は「**反省**」と言っている。その反省は、表面的な通り一遍のものでなく、「改造でなく革命」的にやれ、と言っている。（前記一「わが脱出の記」の（e）「ピーマンの根」で児玉は、この棚卸をやっていることになる。）それは、我執を拭い去ることに通じている。児玉流に言えば、「素心」の境地である。そうすると、傲慢・我執が消えて、謙遜（ステップ七）が生まれる。謙遜とは、人の生きるべき道とは何か、を学ぼうとする姿勢である。

そうすると、ＡＡでは、つぐない（埋め合わせ）（ステップ八・九）をするようになる、と述べている。

そうして、最後のステップ十二には、値札のついていない種類の愛（無償の愛）と、仲間への奉仕活動が述べられている。児玉流に言えば、「**報恩**」ということになるであろう。

上記「素心」「反省・感謝・報恩」のテーマを、「児玉語録」の各項目は、種々の角度から追求している、と見ることもできる。

「語録」は、「心の鏡を磨く」から始まり、途中、「一隅を照らす」という項目が出て来たりする。

「語録」には、ＡＡのようにステップはないが、ＡＡの十二のステップに述べてある内容は、日本人にマッチするような形で、「語録」に述べられていると思われる。

児玉の「わが脱出の記」を読めばわかるが、「語録」の萌芽は　八丈島時代の、彼の汗と血と涙の努力の中から生まれて来たものである。

「児玉語録」には、酒をやめる具体的方法が書いてあるわけでなく、我執を脱却して、「わが脱出の記」の最後に述べた「精神的最高の覚醒」「もう一人の自分」（「本来の自己」「真実の自己」）を目ざすことによって新生の道を歩む。そのためにはどうするか、どのような考え方が大切か、について児玉が自己の体験を通して述べている。

注１：児玉正孝・米田栄之共著『酒をやめたい人のために―アルコール依存症からの回復』星和書店、一九九二年
注２：米田栄之『酒害についての手紙―アルコール依存症とその回復』星和書店、一九八九年
注３：米田栄之『アルコール依存症―その心の癒しと回復』星和書店、一九九九年
注４：ＡＡ文書委員会（訳）「十二ステップと十二の伝統」ＡＡＩＪ・Ｇ・Ｓ・Ｏ、一九八六年

注５：「第二の否認」飲酒問題以外に何も問題を持っていないという否認。

第二章　ひきこもり

一、総説

ひきこもりとは何だろうか。もっとも、厚生労働省による定義はある。しかし、それは、あくまでも状態像についてのものであって、そういう状態が、何故、どうして起こってくるのかの説明ではない。一九七〇年代以前は、ひきこもり問題は起っていないし、論じられることもなかった。

近時、かつてアルコール依存症の治療に従事していた精神科医達の間で、ひきこもりアディクション説が論じられるようになった。

アディクションとは、臨床的には依存症と同じ状態像を指す。

それで、総説として、ひきこもりとアルコール依存症と、どこが共通点で、どこが相違点なのか、そして究極的に、ひきこもりの問題とは何なのかについて考えてみたい。

「社会的ひきこもり」とアルコール依存症

Ⅰ．飲酒と「籠もり」（肯定的側面）

（一）文化的・宗教的視点

飲酒もひきこもりも古来、文化と深いかかわりがあった。例えば古来、酒は宗教的儀式や公的行事に使用されおり、現在でも社交の場では欠かせないものとなっている。

一方、キリスト教の修道僧や仏教の僧には、「籠もる」「参籠《さんろう》」の名の修行があって、それは孤独の中で「神」「超越的世界」を求め、「悟り」を得、瞑想する祈りの場でもあった。例えば、キリストのユダの荒野における四十日間の断食、釈迦の出家と修行、達磨（ダルマ）の九年間の面壁座禅、さらには親鸞や空海の「籠もり」もよく知られている。

（二）創造的視点

詩人の李白や、日本画家の大観の、飲酒は有名である。それは、彼等の創造にどの程度役立ったかは不明であるとしても、少なくとも彼等の生活において、酒は欠かすことのできないものであった。一方、芸術家・作家・詩人たち（例えば、リルケ、ヘルダーリン）は、創造の場で「籠もる」ことが必要だった。外界から離れた孤独の中で、多くの創造が行われた。

（三）防衛的、適応的視点

アルコール依存症の成立の契機として、社会適応の破綻を飲酒によって防衛しようとする動機が挙げられる。エリクソンは、人生には八つの心理社会的危機があると述べ、その危機を乗り越え克服できなければ、挫折し、適応破綻を来たすことになる。人生を八つの危機に限定しなくても、失業・転職や家庭の不和も危機の要因となる。飲酒によって、一時的に危機の防衛に成功することはある。しかし、精神的依存症から身体的依存症へと進行するに伴い、飲酒による防衛も破綻を来たすことになる。一方、「籠もる」ことにも、防衛的側面があると考えられる。日本の中世は、戦乱と末法思想の時代であった。平安末期の西行、中世の長明・兼好は隠遁の思想家と呼ばれる。これらの思想家の隠遁は、混乱の俗世に対して身を護るための防衛、あるいは抵抗とも解し得る。この隠遁の思想は、後に芭蕉・良寛へと引き継がれていく。

Ⅱ．アルコール依存症と社会的ひきこもりの社会的背景

（一）アルコール依存症

西欧では、特にイギリスの産業革命後、アルコールの大量生産が可能となった。近代は合理優先の科学の著しい発展を遂げた時代であったが、他面、人間疎外の状況も進展していくことにな

る。精神科医のサリヴァンは、この疎外に対して、アルコールの効用を認めた人であったが、これが乱用されるに及んで、逆にその弊害が増強されるに至った。

（二）社会的ひきこもり

精神科医の吉川武彦[注1]は、戦後日本社会の変化と、それに伴い起こる青少年の心の変化を次のように述べている。

戦後、占領軍は日本を農業による国づくりをめざすよう方針を立てた。その具体的方策が農地解放であった。これで日本は農業立国に向かうことになるが、その後数年で事態は変化する。一九五〇年（昭和二十五年）に起こった朝鮮戦争によって、後方補給基地となった日本を工業国に転換させることにしたのである。近代工業化を押し進めるには「スピード（S）」、「生産性（S）」、「管理化（K）」、「画一化（K）」を促進し、そのことによって右肩上がりの高度経済成長を成し遂げることができた。このSSKKの合言葉がそのまま学校教育や、ひいては家庭教育でも行われるようになった。つまり、人づくりが近代工業化に適するように行われてきた。つまり、「早く」「頑張って」「しっかり」「みんなと同じに」というように、画一平等主義が唱えられ、「その人らしさ」「個性」を尊重する気風は失われていった。

この「その人らしさ」「自分らしさ」が、どのような形で、社会に対して異議申し立てをするようになったか、その変遷を吉川は次のように示している。

＊一九五〇年（昭和二十五年）～一九六〇年（昭和三十五年）
……（大衆運動と期を一にして国家権力に向かう学生運動―六〇年安保闘争）
＊一九六〇年（昭和三十五年）～一九七〇年（昭和四十五年）
……（大学闘争として権威機構に向かう。一九六九年（昭和四十四年）の安田講堂事件で幕を閉じる）
＊一九七〇年（昭和四十五年）～一九八〇年（昭和五十五年）
……（校内暴力として、権威象徴に向かう）
＊一九八〇年（昭和五十五年）～一九九〇年（平成二年）
……（家庭内暴力として、親たちに向かう）
＊一九九〇年（平成二年）～二〇〇〇年（平成十二年）
……（いじめとして同年どうしに向かう）

以上、吉川の論旨の概略を紹介したが、安保闘争からいじめに至る推移を見るならば、日本の戦後は終わったように見えながら、実は未だ隠微な形で存続している、と見て取ることもできる。この間、日本文化の良き伝統は破壊され衰微し、干からびた閉塞的な空気の中で、真の明るさやはつらつさは青少年の顔から失せていったように見える。青少年のみならず、大人の世界における道徳的退廃もそのことを物語っていよう。

さて、以上の吉川の論旨に照らして、社会的ひきこもりのテーマにピントを合わせてみると、一九七〇年代後半より、不登校・校内暴力があらわれ、それと並行して教育のスピード化・効率化が行われ、社会的役割があいまい化されてきた、と言われている。一九八〇年代には、家庭内暴力と退却神経症（ステューデント・アパシー）が現われてきている。この家庭内暴力はおそらく不登校・ひきこもりに付随したものであろう。一九九〇年より、いじめの顕在化と並行して、ひきこもり問題が生じて来ている。また、一九九〇年、バブル経済の崩壊が起こっている。以上のように見てくると、戦後日本の社会構造の推移と社会的引きこもりの発生には、密なる連関の存在することが読み取れる。

Ⅲ．アルコール依存症と社会的ひきこもりの共通点

（一）当初の入口としての防衛的意味

危機的状況から自らを守るため、飲酒し、あるいはひきこもる。

（二）当事者の孤立化

当事者の孤立化→悪循環化→迷路入り化（袋小路入り化）→当事者の葛藤、ストレス、不安、うつ、強迫症状、時には妄想など。

飲酒・ひきこもりに防衛的意図はあるものの、孤立化・悪循環化すると、結果としてそれは自己破壊的に働く。

（三）家族の孤立化

世間体を気にして、近隣や親族からその存在を隠そうとする→家族の葛藤・ストレス・不安・うつ。

以上、（二）（三）については、図1（斎藤、一九九八年[注2]）を参照。

（四）当事者の回復は、家族の回復から始まる

家族が関係機関、支援組織（アルコール依存症の場合は自助グループ）、家族の会と連絡をとり、家族間の連帯を図ることにより、その孤立化が解消され、その葛藤・ストレス・不安・うつが緩和される。こうして家族が回復することにより、偏見や固定化した価値観から開放され、当事者の実態が見えてくる。家族の心の中が整理され、その結果、当事者に対して適切な対応・接

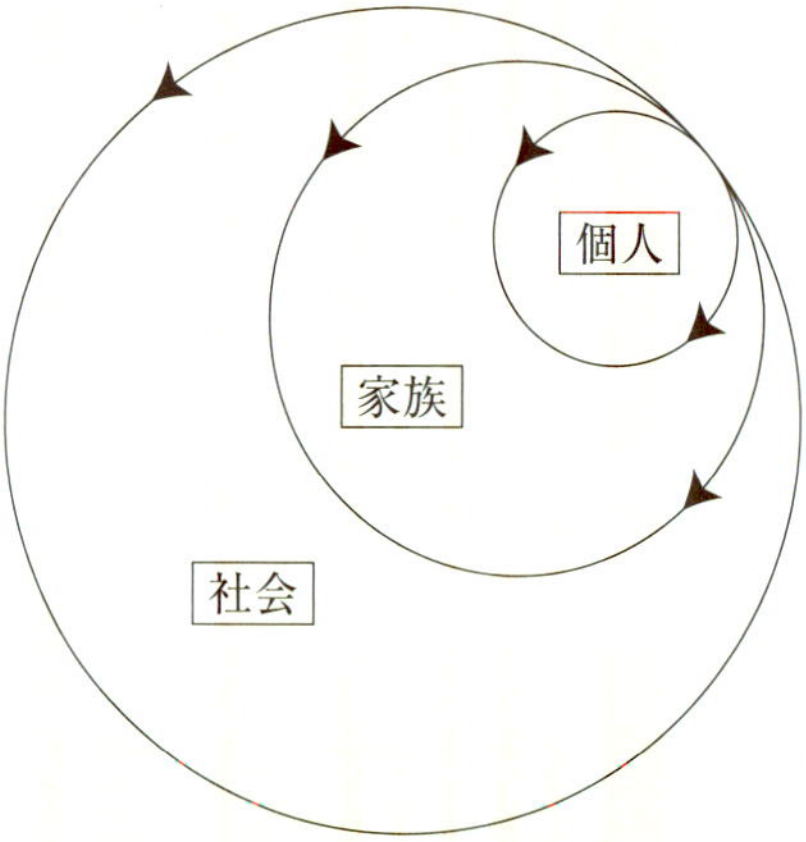

「健常」なシステム・モデル

円はシステムの境界であり、境界の接点においては、システムは交わっている。つまり、３つのシステムは相互に接し合って連動しており、なおかつ、みずからの境界も保たれている。

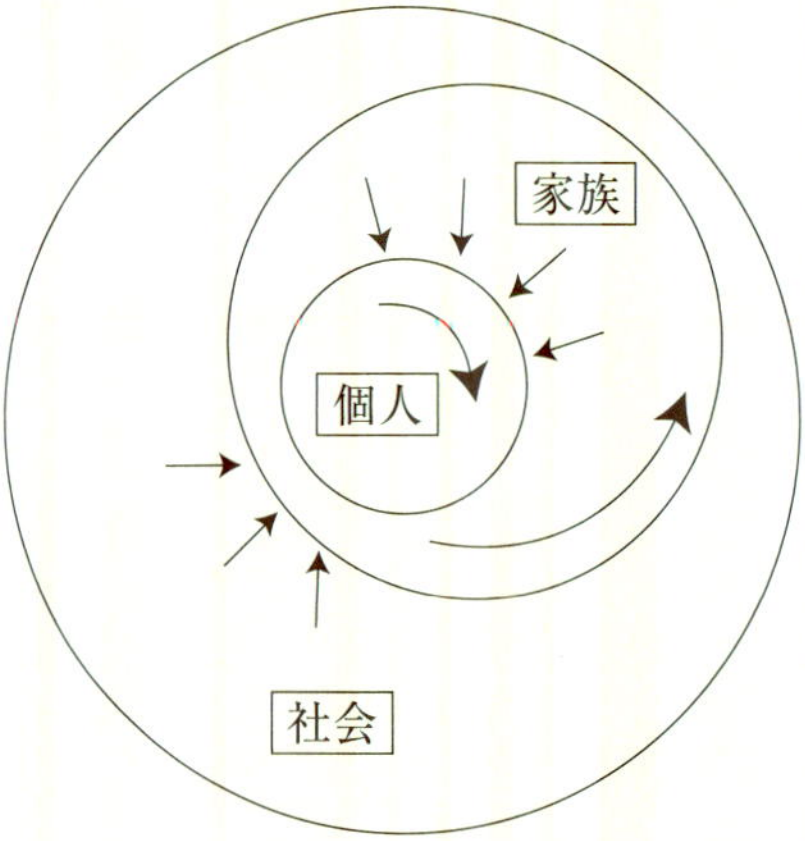

「ひきこもり」システム

システムは相互に交わらず連動することもない
システム間相互に力は働くが、力を加えられたシステムの内部で、力はストレスに変換されてしまい、ストレスは悪循環を助長する。

図１　ひきこもりシステム模式図

触が可能となる。当事者と家族のすれ違い関係から、新たな出合いが可能となる。

（五）どん底体験

ＡＡの十二ステップの、そのステップ一に、どん底体験の記述があるが、「無」の体験により、「死と再生」のプロセスが進行するようだ。ひきこもりにも、このことがあるようで、精神科医の関口宏（注3）は、そのことに触れている。

（六）当事者の回復

当事者の孤立化が解消され、心のエネルギーが蓄えられてきた時、初めて当事者は自分の問題を否認することなく、自分と向き合うことを始める。ひきこもりの場合、多くは家族の適切な接触により、その葛藤・ストレス・不安・うつが解消できる。アルコール依存症の場合、自助グループとの接触の役割が大きい。

（七）仲間の重要性

仲間との出合いに至るプロセスはいろいろあって、特にひきこもりの場合、血縁関係でないおじさん・おばさん的な人との出合いから始まることが多いようだが、仲間集団とのグループ活動の意味は大きい。アルコール依存症の場合、自助グループとの出会いであるが、何れも、回復の上で仲間の存在の意味は極めて大きい。

Ⅳ．アルコール依存症と社会的ひきこもりの相違点

この問題に入る前に、「社会的ひきこもり」の定義を見ることにする。厚生労働省(注4)は、以下のような定義を与えている。

ア．自宅を中心とした生活。

イ．就学・就労などの社会参加の活動ができていない、もしくはしていない。

ウ．六ヵ月以上続いている。

エ．統合失調症などを除く。

オ．中等度以上の知的障害（ＩＱ五〇～五五）を除く。

カ．家族以外の他者と親密な交際があるものを除く。

さて、両者の相違点の考察に移る。

①発生の年齢上の相違。ひきこもりは、青少年期であるのに対し、かつてのアルコール依存症は、三十代・四十代の成人期に多く見られた。近年、その若年化、老年化、女性化が起っているとしても。

②従って、ひきこもりの場合、家族は父・母であることが主となり、アルコール依存症の場合、

妻であることが主となる。

③発生の年齢上の相違から自然に帰結されるところのものは、エリクソンの発達論における発達課題の違いである。

（一）社会的ひきこもりの個人病理

ひきこもりの個人病理は、すでに述べた社会病理とからみあって複雑に形成される。高度経済成長を可能にした経済至上主義の中で培われた、吉川の言うS（スピード）・S（生産性）・K（管理化）・K（画一化）の合言葉は、学校教育や家庭教育に波及し、エリクソンの言う各発達時期での発達課題は微妙に影響を受ける。

思春期・青年期の課題は、「性」を媒介とした親子分離の問題であるが、それは、エリクソンの発達課題である「**自我同一性**（**エゴアイデンティティ**）」の形成とかかわっている。学童期・青年期は、この同一性形成を頂点とする山へ向かって登って行くという見方もできるが、子供はそのプロセスの中で、社会・学校・家庭からの様々の影響を受け、この同一性形成を著しく困難にしている。例えば、乳児期のアタッチメントの軽視（核家族化による母親の育児へのとまどい）や、学童期における集団の遊びの消失、ギャングエイジの消失、チャム（同性の親友）の消失、これに伴ってサリヴァンの言うconsensual validation（拙訳：共感的合意による確認）の消失等など、自我同一性の確立のための基礎・土台となる諸要因を欠いているのである。

更には、平均寿命の延びと、思春期・思秋期の延長というライフサイクルの変化による影響も考えられるであろう。近年、青年期のモラトリアムの期間が大幅に延長し、現代はアイデンティティ拡散の時代(注5)と見られるようになり、昨年末には、「迷走する若者のアイデンティティ(注6)」や、「脱アイデンティティ(注7)」のような著書も現われるようになった。これらは「社会的ひきこもり」という社会現象と決して無縁ではないだろう。つまり、「社会的ひきこもり」は、病理的に見ればこのような青年期の同一性拡散現象の一形態と考えられる。

次に、高度経済成長期と、その後の時期の日本の家庭の大約的な像をスケッチしてみよう。中流家庭が増え、電化製品により主婦の余暇が増え、母親は子どもの学校の成績にこだわり、子供の塾通いによって、子供どうしの遊びは消え、核家族化、マイホーム主義化により、母親の子供への過保護化（子供を人生の希望、生きがいにする→母子密着・共依存）がおこる。敗戦によって、父親の権威は失墜し、物分りの良い友達として子供に接することが良いとされる社会的風潮が生じ、「恐《こわ》いお父さん」はいなくなった。規範を示すべき「父性」は低下し、父親はもっぱら給料の運び屋と化し、しかもその人間性や人格によってではなく、給料の高低が母親の評価の基準となる。猛烈社員であっても、その仕事ぶりは、子供から見えないところで行われ、疲れて家に帰った父親は、影が薄く、子供の目には、だらしないと映ったりする。中垣内(注8)は、「日本的核家族は、『友だち家族』から、ＴＶの個室化、携帯電話やＰＣの普及、孤食によって、さらに『ホテル家族』へと変化した」と述べている。

母親の過保護・かかえこみ（母子密着・共依存）と規範を示すべき「父性」の低下は、エディプス葛藤の克服（抑圧という自我防衛）ではなく、葛藤の不在（二者関係→スプリッティングという防衛機制）という事態を招き、それは子供の社会化の支障となり、後の自我同一性形成の支障ともなり、同一性拡散現象に影響を及ぼしている、と考えられる。

現代社会情勢の視点から、アイデンティティの問題を考察するなら、価値観の多様化、情報化社会、競争社会、経済至上主義社会、効率優先社会等など……consensual validation（サリヴァン）の体験を奪う状況や、ひいてはアイデンティティ（エリクソン）確立を困難とする状況は、現代社会に満ちている、と言える。

また、このような社会に適応しようとすれば、自己の基本的に大切な部分を削ぎ落とす必要に迫られる。

前出の関口は、次のように述べている。

ひきこもりが増えているのは、社会アレルギーだけでなく、同世代アレルギーの方がはるかに強い。ひきこもりの本質とは、社会的孤立状態に陥ることなのだが、そうなってしまうのは、彼らには対人関係のスキル（技術）が欠けているからではなく、むしろ、相手の立場に立って考える能力（社会的知性）が高いからではないか、そして、現実場面では、そうした人ほど損をする、傷つくという構図がある、と。また、こういう人たちは、普通人よりも生まれながらに敏感なセンサーを持っているのかも知れない、そういう人たちは騒音の多い都市のような場所では、すべての雑音を拾ってしまい、へとへとになってしまうのではないか。その結果、自分はだめなマイクなんだと思い込まされてしまう、と。

まさしく、へとへとになって消耗し、燃えつきて（burn out）しまうのだ。その結果、ひきこもらざるを得ない、とも言える。

彼等は、一般に言われているように、対人関係のスキル（技術）が欠けているのではなく、むしろ、相手の立場に立って考える能力が高い、という関口の発言は、興味ある指摘である。というのは、サリヴァンは、「愛とは、ある他者、ある特定の相手が体験する満足と安全とが、自分にとって、自分自身の満足と安全と同等の重要性を持つこと」と定義しているように、愛とは思いやりなのであり、関口の言葉を借りるなら、「相手の立場に立って考える能力」のことなのだ。

しかし、現実は、「そうした人ほど損を」し、「傷つくという構図」は、現在の社会状況であり、若者のおかれている対人関係状況なのである。まさしく、競争社会、経済至上主義社会、効率優先・スピード優先社会の現実なのであり、サリヴァンの consensual validation 体験の希薄さを物語っている。詳細な説明を省くが、サリヴァンにとって、愛と consensual validation は密なる関係を持つものであり、私見によれば、これと自我同一性の確立とも密なる関連を有する。

しかし、人は「私は何者である、という納得」つまりアイデンティティなくして、果たして生物学的にではなく、社会的存在として生きられるのであろうか。最近出版された本の帯紙にある言葉「賞味期限切れの概念」として簡単に放棄できるものだろうか。

しかし、このような問題提起をされていること事態、現在アイデンティティは危機に瀕しており、時代はアイデンティティ拡散の状況にあることを提示している証左であるとも言えよう。ひきこもりという社会現象の起こるゆえんである。

上に挙げたような現代社会に適応するためのスキル（技術）とは、いったい何なのだろう。そもそも、現代社会に適応するためには、自己の内面（本音、自分らしさ、生きるために基本的に大切と思えること等など）を削り取って、外部（多様な価値観、おびただしい情報、競争、経済至上主義、効率、スピード）があたかも自己の本質であるかのように行動し、振舞わねばならないのだろう。このように見てくると、現代人は「解離」という防衛機制を用いざるを得ない必要性も理解できる。「解離性同一性障害」つまり「多重性人格障害」は、日本でも増えている、と言われている。（ちなみに、韓国ドラマ「冬のソナタ」の主人公は、「記憶喪失」と解説されているが、正確には「解離性遁走」である、と言われる）。「アイデンティティの障害」は、「境界例の時代」から「多重人格の時代」へ移った、と斎藤(注7)は述べている。

（二）アルコール依存症の個人病理について

省略(注10、11参照)

V. 最後に

斎藤は、その臨床経験から、ひきこもりの家庭に特に問題ありとされるものは無く、ひきこもりは普通の家庭でも起こり得る、と述べている。また、竹内(注9)は、ひきこもりは複合汚染によるもので、特定の犯人はいない、と言う。もっとも、この複合汚染に対する抵抗力の強い弱いの差、つまりアレルギーに対する抗体の多寡の問題は存在するだろうが。と言って、先に述べたように、自己の内面（本音、自分らしさ、生きるために基本的に大切と思えるもの等など）を削り取って強さを発揮したとしても、そのことは必ずしも無条件に良いとは言えない。関口は、「ひきこもりの問題には、私達の社会への、とても大切なメッセージが込められている」と述べ、「私たちの生き方について、とても大事なヒントがある」と言う。また、「その時代の姿を映す鏡のような役割を持っている」とも述べている。

米田は、[注10、11]アルコール依存症からの回復とは、究極的には「生き方の探求」に行き着き、そのことがとりもなおさず、創造につながる、と述べたが、「ひきこもり」からの回復も、この時代の閉塞状況からの「**新しい生き方の探求**」に他ならないと言えよう。「回復」イコール「社会復帰」・「社会適応」と短絡的に考えるのではなく、どのようなポジションにあっても、その存在自体に意味があるなら、それは新しい生き方である、と評価してよいのではないだろうか。

敗戦によって、国家神道は徹底的に批判された。明治以降の国策としての「富国強兵」には、スピリチュアリティは存在しない。戦後日本において最も欠乏しているのは、この**スピリチュアリティ**ではないだろうか。古来、日本文化の伝統の中に、スピリチュアリティは存在したと思われる。それが、戦後の工業化、経済至上主義の中で完全に逼塞《ひっ》した。新しい生き方、意味ある生き方は、このスピリチュアリティ、即ち魂の領域とつながることにより力を得るのではないだろうか。しかし、これは困難な課題である。関口が述べたように、「社会的ひきこもり」の存在は、日本国民へのメッセージであり、日本国民が新しい生き方への変更を迫られている、とも言えるのである。

（この「社会的ひきこもりとアルコール依存症」は、二〇〇六年、大阪府心の健康総合センターの岡田清所長（当時）の依頼で或る場所で行なった講演を活字化したものである。）

二、ひきこもりアディクション説

前項で、ひきこもりとアルコール依存症の共通点と相違点について論じた。

本項では、そもそもアディクションとは何か、そして、ひきこもりがどうしてアディクションなのかについて考えてみたい。

岩崎正人は、その著「嗜癖の時代」[注12]の「まえがき」で、精神科医の斎藤学の「嗜癖」についての定義を引用して、次のように述べている。

（一）嗜癖行動は、もともと日常生活の中で個体のメリットに添う習慣の形で始まる。

（二）次に行動の自動化が進む。

（三）その結果、個体の真の（長期的な）利益とは一致しない悪い習慣が出てくることがあり、極端な場合には習慣を維持すること自体が行動の目的になる場合もある。

こうした、ある習慣への執着をさして「嗜癖」と呼ぶ。

岩崎は、ここで飲酒（アルコール依存症）を例にとって説明しているが、本書では、「ひきこもり」を例にとって検討してみよう。

（一）では、あまりにも仕事が忙しかったり、人間関係に疲れると、休養をとりたいと思うのが自然の感情である。また、受験に落ちたり、就職試験に失敗すると、そのショックでふさぎこんだり、落ちこみ一室にこもることがある。この場合、次の受験にチャレンジしたり、就職試験に取り組むとこもりが長期化することはない。

（二）の自動化では、休養に慣れ親しむと、仕事に出るのが億劫になったり、また受験や就職試験が、あまりにも険しい壁のように思われると、次に手が出なくなり、こもりが長期化する。この場合、受験校のレベルを下げたり、就職のレベルを下げると、次のチャレンジがやりやすくなる。

（三）では、行動の自動化の中で、対人関係や交友関係が失われてしまったり、全くの孤独・孤立の長期化の中で、周りが屹《きつ》立した、あるいは厚い壁のように思われて、自由な発想が失われ、悪循環化が進むことになる。この場合、この悪循環に出口が見つからないと、悪循環が長期化し、悪性化する。付言すれば、この悪循環の出口は、スピリチュアリティと、同じ状況の仲間との回復を目ざしての連携と思われるがこれについては次の第三章で考察することにする。

三、アディクション（嗜癖）の世界とは

マザー・テレサは、精神科医でも臨床心理学者でもないが、その著「愛のことば、祈りのことば」(注13)の中で、アディクションの世界とそれと対極の世界を見事に描き切っている。以下、引用する。

自滅の木
その枝にあるのは、空虚感、疎外感、無関心、人間関係のいざこざ、
犯罪、依存症、アルコール依存症、薬物依存
その根にあるのは、恐れ、不安、怒り、嫉妬、不信、敵意、罪悪感、
自己憐憫《じこれんびん》
自己認識の木
その枝にあるのは、生きがい、健康、喜び、やる気、満足、寛容さ、
実行力、創造力
その根にあるのは、慈愛、友愛、ゆるし、愛、感謝、親切、温かさ、
信頼

（ここでＭ・テレサは、依存症という語を使っているが、その心理構造は、二、で述べたアディクションと略々同じである。）

この書の中で、どうすれば「自滅の木」から、「自己認識の木」へと進むことができるかについては、全く何も語っていない。

この書は、Ｍ・テレサの祈りについて、信仰についての言葉を、五章に別けて編集したもので、すべての頁が、祈りについて、信仰について、愛について、奉仕についてのテーマで埋めつくされている。

「自滅の木」から「自己認識の木」への通路について、具体的に何も述べられていないが、Ｍ・テレサの述べる祈り、信仰、愛、奉仕を実践すれば、自己認識の木へと辿りつくことができる、ということとなのだろう。

ちなみに、アメリカの心理療法家で、嗜癖の専門家であるＡ・Ｗ・シェフ(注14)は、「嗜癖システムは道徳的にも精神的にも破綻している」と述べ、嗜癖システムに固有の七つの罪を挙げ、これらの罪はシステムの存続を支えている、と述べている。そして七つの罪として、プライド、強欲、欲望、怒り、貧欲、妬み、怠慢を挙げている。Ｍ・テレサの自滅の木の根にあるものとして挙げた感情の諸項目と比較すると、Ａ・Ｗ・シェフには、欲に関するものが三つあり、怒り、妬みは

M・テレサと共通の項目であり、プライド、怠慢はM・テレサにはない。

四、フランクルの「意味への意志」

前項では、M・テレサの描くアディクションの世界を提示した。これを、生きる意味という観点から考察すると、「自滅の木」の世界は、生きる意味を喪失した世界であり、「自己認識の木」の世界は、生きる意味の輝いている世界と言えよう。

その違いは何なのか。何が原因なのか、考えを進めることにしよう。

ナチスの強制収容所の世界と体験を描いた「夜と霧」の著者フランクルは、精神科医として、「死と愛――実存分析入門」の著者としても知られている。

「心のむなしさ」、もう少し詳しく表現すれば、「自分の存在が何の意味も持っていないという感情」「底無しの意味喪失感」を、フランクルは「実存的空虚」と呼んだ。

そのフランクルは、「意味への意志」を、人間の根本的動機とみなした。人間は、「意味と目的を発見し、実現せんとする基本的努力」を絶えず繰り返していく存在だと言う。そして、「意味への意志」は、私を超えた「向こう」からの呼びかけに呼応する心の働きだと言う。

われわれは、「人生の意味は何か」という問いをよくするが、フランクルは、コペルニクス転換とでも言うべき次のような発想をする。人生が人間へ問いを発している。われわれは、人生の意味を問い求める必要はなく、われわれは人生から問いかけられている存在であって、人生に答えていく責任がある。われわれの答えは、人生からの具体的な問いに対する具体的な答えでしかありえない。

われわれの「生きる意味、なすべきことは既に与えられている。われわれが何もしなくても、常に既に、確実に、われわれの足下に送り届けられている」のだという。「今・ここ」で、「ほかならぬ」私がなすべきだという一回性と独自性とが「使命の絶対性を形成している」のだという。

人生には「なすべきこと」「実現すべき意味」があって発見され実現されるのを待っているのだ、とフランクルは言う。

「意味」を探すための指標として、フランクルは「三つの価値の領域」を提示する。即ち、「創造価値」「体験価値」「態度価値」である。

①創造価値

これは、活動し創造することによって実現される価値のこと。同じ仕事をするのでも、「これは私がなすべき仕事だ」という気持ちを持ってやること。自分の与えられた仕事においてどれだけ最善を尽くしているか、ということが重要なのだ、という。「仕事」は、その人に与えられその人によってなされるのを「待っている」のだという。

②体験価値

自然の体験や芸術の体験、誰かを愛する体験によって実現される価値のこと。たとえ障害を持った子どもであっても、母親にとってその子供の存在が、「神のように」神々しい光を放つ存在となることもある。

ボランティアも、この「体験価値」がベースになっている。「自分を必要としてくれる人がいる」「自分のことを喜んでくれる人がいる」「自分も人の役に立てる」……このような意識がボランティアをする人自身の心を充実させ、生きる意欲を高めてくれる。

③態度価値

自分自身ではどうしようもない状況、変えることのできない運命に直面した時、その窮状に対してある態度を取ることによって実現される価値のこと。どんな人も、背負わなくてはならない、変えられない運命を持っている。自らのこの運命に対してどんな態度を取るか、その運命をどう引き受け、そこから自分の人生をどう創っていくかを問われている。そこで取る態度によって実現される価値を「態度価値」と呼ぶ。

例えば、人生の最後の数時間でも、まわりの人をいたわり、気を配る、まわりの人を思いやる気持ち、そのような例の人間について、フランクルは人間としての無比の業績だと評価する。死の瞬間まで、意味を失うことがない。その人にとって「実現されるべき意味」は存在するのだと言う。

どんな時も、人生から意味が消失することは決して無いのである。

結局、フランクルは、「すべては意味に満ちている。超意味を持っている」という信仰に行き着く。信じた者にとって、すべてが意味に満ち始めるのだ、と言う。「意味」に対するこの信仰を、無意識のレベルでは、人間はみな既に持っているのだ、と言う。

意味に対する信仰を人間は持たずに生きていけない、という結論に行き着く。

最初のところで述べた「意味への意志」は、私を超えた「向こう」からの呼びかけに呼応する心の働きだ、というところに行き着く。

付記、本稿は、諸富祥彦氏の著書(注15)に負うところ多く、記して謝す。

五、総括――ひきこもりからの回復とは何か

この第三章では、その一、として、アルコール依存症と比較しながら、ひきこもりのアイデン

ティティの拡散現象に言及し、結語として「新しい生き方の探求」と、スピリチュアリティの欠如について述べた。

その二、としてアディクション説を検討し、その出口の見えない悪循環の世界に言及した。その三、としてM・テレサの提示したアディクションの世界と、それと対照的な「自己認識の木」の光にあふれたような世界を見た。その四、として「心のむなしさ」「自分の存在が何の意味も持っていないという感情」「底無しの意味喪失感」を「実存的空虚」と呼んだフランクルの言う「意味への意志」とは如何なるものなのかを探求し、結局、「意味への意志」は、私を超えた「向こう」からの呼びかけに呼応する心の働きだ、というところに行き着いた。意味に対する信仰を人間は持たずに生きていけない、というフランクルの考えに行き着いた。「意味」に対するこの信仰を、無意識のレベルでは、人間はみな既に持っているのだ、とフランクルは言う。

このようなフランクルの考えを理解するためには、フランクルの宗教観は如何なるものであるのか、その理解の必要性に迫られる。

彼は、(注16)「人間の有する無意識の精神性の内部に無意識の宗教性のごときもの」が存在し、「この宗教性とは」「人間に内在的に固有なものと思われる超越者への関係としての、神との無意識の連繫という意味のものである」と言う。「人間の無意識的な信仰とは、神がわれわれによって無意識のうちにつねにすでに志向されているということ、あるいはわれわれが神に対して無意識にではあれ志向的な関係をつねにすでに有しているということを意味しているのであろう。そしてこのような神をこそ、われわれは意識されざる神（無意識の神）と名付ける」。

このようなフランクルの宗教観に接すると、彼の「意味」に対する信仰は、神への信仰と密なる関係にあることが察せられる。

つまり、フランクルの「意味」への信仰、意味は必ず存在するのだという信仰は、彼の宗教信仰のスピリチュアリティ(注17)に根ざしたものであるのだろう。（スピリチュアリティが意味づけにかかわることについては、次の第三章の二、で考察する。）

繰り返しになるが、一神教の神への信仰が、意味存在への信仰を生んでいる、ということである。

このようなフランクルの「意味への信仰」の背景は、この三章の一、の結語で述べた「新しい生き方の探求」「スピリチュアリティの欠如」という現在日本の社会状況とずい分と異なっている。明治維新で、鎖国から開国へと切り換えた日本は、欧米の文化、科学の成果を貪欲に取り入れたが、その文化や科学の根底にある一神教については総体的に無関心、若しくは拒否的であった。維新開国前の尊皇攘夷思想が底流として存続し、結果的には無謀な先の大戦に突入することとなった。

敗戦によって、この反省は全くなされていない。続く経済大国の状況は、この反省を帳消しにしてしまった。

日本が鎖国を存続するならよい。しかし、開国して国際社会で欧米と交流を持とうとするなら、上記一神教についての理解が必要である。改宗せよという主張ではない。

欧米文化を取り入れるなら、その根底にある一神教についての理解は必要である。二章の一、の結語で述べた日本の状況は、無宗教というより、スピリチュアリティの欠如と言ってよいのかもしれない。経済優先の思潮が、このような結果を招いた大きい原因であろう。

ひきこもりからの回復の第一の課題は、このような経済優先思想の悪影響に気づくことである。その二は、フランクルの唱えた生きることの意味の大切さに目覚めることである。M・テレサが提示した「自己認識の木」の根にあるもの、慈愛、友愛、ゆるし、愛、感謝、親切、温かさ、信頼の諸項目の一つでもよい、実行できれば、ひきこもりに落ちこむことはないにちがいない。これらの諸項目は、生きることの意味にもつながっている。

アルコール依存症には二つの否認が存在する。第一の否認は、自分にはアルコール問題は存在しない、という否認である。第一の否認が解決されて、アルコール問題と認め、断酒のみを実行すればすべて解決とする考え方には、第二の否認が未解決で残っている、とされる。それは、常軌を逸した飲酒の背後に存在した精神的内面の問題が未解決である、とする考えである。

　ひきこもりにも、第一の否認と第二の否認が想定され得る。第一の否認とは、長期にわたるひきこもり状況を問題無しとする考えである。この第一の否認が解決されて、個体が物理的に外の環境に出ても、「心のむなしさ」「自分の存在の無意味感」つまり、フランクルの言う「実存的空虚」が解決されないでいるなら、第二の否認が未解決と言えるのではなかろうか。

「今・ここ」で、「ほかならぬ」私がなすべきだという一回性と独自性、つまり「使命の絶対性」の欠落である。この場合、「意味」を探し出すための指標として、フランクルが提示した「三つの価値」の実践が有益であろう。「創造価値」「体験価値」「態度価値」である。特に大きな業績をあげよ、と言うことではない。些細なことでもよい。小さな親切、思いやりの気持を態度で示すことができれば、それが「態度価値」として意味を持つ。

　これは、いかなる民族、いかなる宗教においても変わることのない「価値」として意味を持つ。

　日本の歴史伝統をかえりみて、鎌倉期の日本の諸宗教を、霊性・スピリチュアリティの立場から、鈴木大拙[注18]は重視している。つまり、この時代になって、日本人は霊性（スピリチュアリティ）に目覚めたと言う。

　そして、このような伝統の上に立って、明治維新以降、一神教の世界においても、その宗教のスピリチュアリティに活力を見出した人々がいた。

　我々は、この日本の伝統の上に立って、我々の日常生活におけるスピリチュアリティの大切さに目覚め、そこから「生きる意味」を、フランクルにならって、見出していくことが大切であろう。

「ひきこもり」の第二の否認とでも言うべき生きる意味を、日本の若者が見出してゆくなら、日本は経済大国ならぬ、生き方の見本として、世界で誇り得る貴重な国になるのではなかろうか。

　そこで、「生きる意味」と密なる関係にある「スピリチュアリティ」について、次の第三章で考察することにする。

注1：吉川武彦『こころの危機管理』関西看護出版、一九九七年
注2：斎藤環『社会的ひきこもり』ＰＨＰ研究所、一九九八年
注3：関口宏『ひきこもりと不登校——心の井戸を掘るとき』講談社、二〇〇三年
注4：厚生労働省「一〇代・二〇代を中心とした〈ひきこもり〉をめぐる地域精神保健活動のガイドライ

ン」二〇〇三年
注5：森省二『正常と異常のはざま』講談社、一九八九年
注6：白井利明（編）『迷走する若者のアイデンティティ』ゆまに書房、二〇〇五年
注7：上野千鶴子（編）『脱アイデンティティ』勁草書房、二〇〇五年
注8：中垣内正和「ひきこもりを生む社会」『アディクションと家族』二十一巻一号、二〇〇四年
注9：竹内常一「社会的ひきこもり支援　全国実践交流会の記念講演」（二〇〇六年二月十八日、於・和歌山）
注10：米田栄之『アルコール依存症』星和書店、一九九九年
注11：米田栄之『酒害についての手紙』星和書店、一九八九年
注12：岩崎正人『嗜癖の時代』集英社、一九九四年
注13：マザー・テレサ（清水紀子訳）『愛のことば、祈りのことば』メトロポリタン・プレス、二〇一〇年
注14：A・W・シェフ（斎藤学監訳）『嗜癖する社会』誠信書房、一九九三年
注15：諸富祥彦『フランクル心理学入門――どんな時も人生には意味がある』コスモス・ライブラリー、一九九七年
注16：V・E・フランクル（佐野利勝、木村敏訳）『識られざる神』みすず書房、一九六二年
注17：彼の宗教信仰のスピリチュアリティ。フランクルは、ユダヤ教の信者である。彼のスピリチュアリティは、具体的にはユダヤ教の核にあるスピリチュアリティに根ざすものであるのだろう。

なお、フランクル著『識られざる神』の訳者は、その「あとがき」で、フランクルは、「キリスト教信仰」であると記しているが、これは誤りである。ただし現在の奥様は、ローマ・カトリック教の信者である。（諸富祥彦著『フランクル心理学入門』コスモス・ライブラリー、六三頁参照）（山田邦男著『フランクルとの〈対話〉』春秋社、二九頁参照）

注18：鈴木大拙『日本的霊性』大東出版社、二〇〇八年

第三章　スピリチュアリティ

一、スピリチュアリティとは何か

湯浅泰雄(注1)は、スピリチュアリティについて、次のように述べている。

最近、スピリチュアリティという言葉が流行し始めているが、これは一九九〇年代からＷＨＯ（世界保健機構）の健康の定義にスピリチュアルという言葉を入れるという提案が出たのが発端になっている。この提案は最初インドの代表から出され、イスラム圏諸国の賛成を得たが、先進諸国には慎重論が多く、まだ決定したわけではない、と。

また、日本のアカデミズムの大勢は、霊性問題については保守的で、近代主義からまだ抜けられないでいるように思う、とも。

他方、永見勇(注2)は、キリスト教に立脚して次のように述べている。

宗教が実存的であるということの意味は、その営みが人間の日常性を越えた聖と呼ばれる現象に関わりながら、人間に究極的価値を開示する現象として理解されるからである。この聖なるものの開示を経験した人々はその開示を促したと思われる力を様々な言葉で語るが、筆者はその働きを霊の働き、すなわち、スピリチュアリティが働いたと理解する。というのも、霊とは個々の人間に、あるいは人間と自然、人間と人間との関係の間に介在する非日常的力と捉えるからである。―中略―

宗教と呼ばれる現象が制度・儀礼・教義としてのあり方と、それらを生み出した聖なる体験という二つの異なった層で成立することがわかる。―中略―宗教はスピリチュアリティという現象を抜きにして理解することは困難と考える。―中略―

どんな宗教も最初は制度としての宗教から始まったのではない。―中略―

制度宗教は、スピリチュアルな力そのものを隠蔽する傾向を持つのではないか。宗教が、その原初的意味を忘れてしまい、ただその構造的秩序を維持するだけの存在となり、そのあり方を生んだスピリチュアルな意味を無視し、ただ人々を操作する組織となったとき、スピリチュアリティと宗教は完全に乖離してしまう。

以上、スピリチュアリティという言葉（霊性という日本語訳があるが、訳語として未だ定着していないわけでない、と湯浅は述べている）は、WHOから出たのが発端になっている、という湯浅の意見と、スピリチュアリティという現象が、宗教と呼ばれる現象の中で、どのような位置付けを占めるかについての永見勇の見解を紹介した。

次に、紹介するのは、河合隼雄と天外伺朗のスピリチュアリティについての見解である。天外伺朗著「心の時代を読み解く――二十一世紀に宗教は必要か(注3)」という本の巻頭言で、ユング心理学者であり、カウンセラーでもある河合隼雄は、「『宗教性』は二十一世紀のキーワード」というタイトルで、次のように述べている。（河合は、ここでスピリチュアリティを、宗教性という言葉で表現している。）

二十一世紀の変革の非常に重要な切り口として、「宗教性」ということがある。人間は「個」の確立という課題を確立したとしても最後は死に至ることも知っている。それを受け入れるためには、超越的存在について知る、あるいは超越的体験をする必要があり、そのようなことを可能にさせることを「宗教性」と呼ぶことにする。すべての人間はそのような宗教性を有しているが、それをどのように体験するかは個々の人間にまかされている。また、欲望の肥大を解決するために、「宗教性」は必要である。科学と宗教性の両者に目配りしつつ、天外伺朗氏が適切な対談者を選んで論じた記録が本書である。

以上は、河合の巻頭言の要約である。

次に天外伺朗のこの書の「まえがき」の中の、宗教性に関する部分だけを、要約して紹介する。

人間は誰でも、心の底の方では、自我を超えた絶対的な自然の力、あるいは宇宙のはからいに対するほのかな憧憬を、必ず抱いています。その自然な感覚にもとづいて、自分の言動や人生そのものを律する傾向を、英語でスピリチュアリティといいます。

日本語に訳すと、精神性とか霊性とかになってしまいますが、両者とも原語のニュアンスを正確に伝えているように思えません。そこで本書では、「宗教性」ということばを用いることにしました。ところが、宗教性ということばは、すぐに宗教を連想させてしまう欠点があります。じつは英語では、スピリチュアリティと宗教（レリジョン）は、まったく違う概念として、明確に区別して使われています。すべての宗教は、人間本来のスピリチュアリティ（宗教性）に根ざしているはずです。

かって、中世から近代に移行するとき、人びとは「科学的合理主義」を社会の規範に選び、宗教の抑圧的な社会支配から脱出するとともに、人間が本来心の底に抱いている宗教性を、社会の表舞台からバッサリ切り捨ててしまいました。そのことが、昨今社会が混迷の度合いを深めているひとつの要因であることは明らかです。また、それゆえに、河合隼雄氏が本書の巻頭言でご指摘しておられるように、来たるべき次の社会のキーワードが、宗教性であることも、まちがいではないでしょう。（傍線は引用者）

二、苦難とスピリチュアリティ

本書のタイトルに、苦難という言葉が使われているが、苦難とスピリチュアリティに、どのような関係があるだろうか。

J・ボウカー著[(注4)]『苦難の意味』（原題 Problems of Suffering in Religions of the World　世界の諸宗教における苦難の諸問題）の監訳者である脇本平也は、この書の「あとがき」で、次のように述べている。

動物は苦しみを受動的に耐えるだけだが、宗教的人間は象徴化の能力によってこれをある程度超越し支配することができる、という意味のことを述べたのはR・N・ベラーであった。象徴化とは、この場合、苦しみの背後に意味を読むということであろう。意味のない苦しみには人間は耐えられない。意味づけることによって人間はこれを乗り超える。そして、世界中の主要な宗教が、苦しみの意味をそれぞれどのように捉えているか、これを要領よく概説したものが本書である。

ここで脇本が宗教という言葉を使っているが、それは、本章一、のところで、永見勇が述べている制度・儀礼・教義としてのあり方とは異なるもう一つの層、その制度宗教の根底にある、それらを生み出した聖なる体験の層、つまりスピリチュアリティが働いている領域を指している、と思われる。苦しみの意味づけは、宗教のその領域で行なわれるのであろう。そして、その意味づけの行なわれる時・場所の文化・風土の違いから、その異なった文化・風土の着色を受けて、異なった世界のいろいろな宗教が生まれることになる。

文化・風土の着色の影響を排除していけば、その純粋スピリチュアリティなるものは、一つになるというのが筆者の考えである。

苦難とスピリチュアリティに、どのような関係があるのだろうか、と問われれば、スピリチュアリティは、苦難を意味づけると答えてよいのではなかろうか。

そして、異なった文化・風土の着色を受けて、苦難に対して意味づけの異なった諸宗教が生まれることになる。

第二章の三、で、アディクションの世界、あるいはひきこもりの世界とは如何なるものかを、M・テレサの提示した「自滅の木」で見て来た。その枝にあるもの、その根にあるものを、一括して言えば、この世における「苦」と言ってよい。

そこで、この世における「苦」としてのアディクションとスピリチュアリティとの関係を、次の三、で見ていくことにしよう。

三、アディクションとスピリチュアリティ

アディクションとスピリチュアリティというテーマで、思い浮かぶのは、ＡＡの十二のステップである。

ステップ二では、ハイヤーパワーについて述べられ、ステップ三では、「自分で理解している神、ハイヤーパワーの配慮にゆだねる決心」が述べられ、ステップ六では「霊的進歩」について述べられ、ステップ十一では、祈りと瞑想について、ステップ十二では、「霊的な目覚め」について述べられている。

また、本書第二部解説の第一章アルコール依存症の最初のところで、体験記の主人公の栗原にとり有効であったのは、児玉断酒理念であり、その理念に内蔵するスピリチュアリティであったことを述べた。

つまり、アディクションにとり、スピリチュアリティは、その解決のための道しるべ、明かり、光のようなものであった。

ここでは、Ｍ・ブーバーの「我―汝」の哲学に依拠してこの問題を考えてみたい。

ならない。

a．M・ブーバーの「我―汝」と「我―それ」

そのために、最初、M・ブーバーの「我―汝」「我―それ」(注5、6)についての説明から始めなければならない。

ブーバーは、人間の態度は、人間が語り得る根元語に応じて二重である、と言う。

根元語のひとつは、「我―汝」である。もうひとつの根元語は、「我―それ」であり、この場合、それを彼あるいは彼女のいずれに置きかえても、意味に変わりはない。根元語「我―汝」における我は、根元語「我―それ」における我とは異なっている。

我それ自体というものは存在しない、存在するのは、ただ根元語「我―汝」における我と、根元語「我―それ」における我だけである。

汝を語るとき、人間はものを所有したりしてはいない、およそ何ものをも所有してはいない。

だが、彼は関係のなかに立つのである。

経験の対象としての世界は、根元語「我―それ」に属している。根元語「我―汝」は、関係の世界をうち立てる。

私が汝と出合うのは思寵によってである。

あらゆる真に生きられる現実は出会いである。

愛は我と汝とのあいだに存在する。

それの世界は空間的、時間的連関のなかにおかれている。

汝の世界は空間的、時間的連関のなかにおかれてはいない。

個々の汝は、関係事象が過ぎ去ると、ひとつのそれにならねばならない。

個々のそれは、関係事象のなかへ歩みいることによって、ひとりの汝になることができる。

過去のうちでのみ人生というものは整理され得る。

それなくしては人間は生きることができない。だが、それとともに生きる者は、人間ではない。

それの世界にたいする人間の基本的な関わりかたには、経験と利用との二つが包摂されている。

経験し利用する能力の向上はたいていの場合、人間の関係能力の低下と引きかえに起る、――

この関係能力によってのみ人間は精神のなかに、生きることができるのに。

人間的なものとなって顕われる精神は、汝にたいする人間の応答である。

精神は我のなかにあるのではなく、我と汝とのあいだにあるのだ。――人間は汝にたいして、応答することができるとき、精神のなかに生きている。人間は彼の関係能力によってのみ精神のなかに生きることができる。

根元語・我―それにおける我は個我（Eigen Wesen）として発現し、自己を（経験と利用との）主体として意識する。

根元語・我―汝における我は人格（Person）として発現し、自己を（従属的な属格を持たぬ）主体性として意識する。

関係の目的は関係というものそれ自体、すなわち汝と触れあうことである。なぜなら、いかなる汝と触れあうことによっても、永遠なる生命の息吹きがわれわれに触れるからである。

関係のなかに立っている人間は、ひとつの現実に、すなわち、たんに彼のもとにあるのでもなく、たんに彼の外にあるのでもないひとつの存在（Sein）に関与している。――関与がないところには、現実はない。

もろもろの関係の延長線は、永遠の汝において交わる。

生得の汝はただ、本質的にはそれとなり得ないところのあの汝にたいする直接の関係のなかでのみ全きものとなる。

神という名を忌避し、神なしと思いこんでいる者も、彼の生命の汝にむかって、――それを、他のいかなる汝によっても制約され得ない汝として――自己の全存在をささげて語りかけるときには、神にむかって語りかけているのである。

一切のものを神のなかでとらえること、これが完全なる関係なのである。

汝の世界は、もろもろの関係の延長線がそこで交わるあの中心、すなわち永遠の汝と連関している。

永遠の汝は本質的にそれになり得ない。

以上、M・ブーバーの著書「我と汝」[注6]から、ポイント・参考となるような文を引用してみた。（傍線は引用者）

この書は、「我―汝」の世界と、「我―それ」の世界の対比を描いている、と言ってよい。

永遠の汝とは神であり、我々は、個々の「我―汝」の関係を持つが、それが永遠の汝につながっている。

ブーバーは関係を重視する。そして、ただ関係とのみ言えば、「我―汝」関係を指す。

ブーバーの「我―汝」の訳者、野口啓祐（日本語訳書名「孤独と愛」[注5]）は、その訳書の解説で、ブーバーが、「我―汝」関係を説明する際に、好んで「火花」という字を用いているが、これはマイスター・エックハルトのいう Fünklein（「時空によって汚すことのできない霊魂の火花」Pteiffer, p.193 などに使われているような「火花」）から得てきているに相違ない、と述べている。

また、斉藤啓一[注7]は、生命とは、神の属性が地上に現れた火花であり、「汝」とは神性を宿した生命のことだ、と述べている。

ブーバーは、彼のこの著書の中で、神という語を使用することは少なく控え目である。その代りに「永遠の汝」を使う。例えば、次のような詩的な描写がある。

関係の世界がそのなかでうち立てられる領域は、三つあるとし、第一は、自然との交わりにおける生。第二は、人間との交わりにおける生。第三は精神的実在（geistige Wesenheiten）との交わりにおける生。

そして、次のように述べる。

これらのいかなる領域にあっても、われわれのまえに現在となって生じてくるあらゆるものをとおして、われわれは永遠の汝の辺縁を望み見るのだ。あらゆるものからわれわれは永遠の汝のそよぎを聴きとり、われわれの言うあらゆる汝のなかからわれわれは永遠の汝に呼びかけるのだ、――いかなる領域にあっても、そのそれぞれにふさわしい仕方でもって。

ブーバーの「我―汝」関係を、解りやすく説明することは困難である。それに比し、「我―それ」関係は、解りやすい。それは、われわれの日常で、よく体験し、よく目にする光景であるためであろう。「われ・それ」関係の対極にあるのが、「我―汝」関係であると考えるのも「我―汝」関係の理解に至る一つの方法であるかもしれない。

科学や技術文明は、「我―それ」関係のもたらしたものである。対象を観察し、因果関係やメカニズムを解明し、或いは応用する。取引の経済活動も、「我―それ」関係である。問われるのは、「我―汝」「我―それ」関係の両者の優位性である。「我―それ」関係が猛威をふるっていることが、近代の病理であり問題となる。

利用、取引、打算、機能、効率等はすべて「我―それ」関係である。

最初に紹介したように、「我―それ」は、根元語のひとつであることを、ブーバーは、はっきりと明記している。

「我―それ」関係にある「我」とは、モノとしての「我」であり、相手を機械のように扱えば、我も機械と関係を築くために、機械と同じ反応をしなければならない。つまり、その私は機械としての「我」であり、機能としての「我」である。

本章三のタイトル「アディクションとスピリチュアリティ」、この問題を考える前提として、ブーバーの哲学を考えて来たが、アディクションは、「我―それ」関係の世界ではないか、そして「我―汝」関係は、スピリチュアルな関係の世界ではないか、ということである。

先に、ブーバーが好んで使う「火花」の説明で、マイスター・エックハルトのいうFünkleinという語を紹介したが、そこで説明した「時空によって汚すことのできない霊魂」の通う関係を「我―汝」関係として考えてみたい。そして、それを今、筆者はスピリチュアルな関係の世界と表現した。

「我―それ」関係の悪循環の中で、アディクションは悪化していく。その解決は、「我―汝」関係のスピリチュアルな世界に、その悪循環の出口を見つけることだ、ということである。

本項の冒頭で、ＡＡ十二にステップ、児玉断酒理念に内蔵するスピリチュアリティについて述べた。そして、アディクションにとり、スピリチュアリティは、その解決のための道しるべ、明かり、光のようなものであった、と述べた。

このことを、ブーバーの哲学に立脚して、言い換えてみよう。「我―それ」の悪循環、明かり光の射すことのない悪循環の世界から「我―汝」のスピリチュアルな関係の世界へと、その脱出のための出口、言葉を換えれば開放の世界への入口を見つけよう。

いみじくも、同じことを、アメリカの嗜癖の専門家アン・ウィルソン・シェフが、その著書の最後に述べている。シェフの著書に誘発されて、この本を書いているのではない。筆者がブーバーに出会ったのは、体験記で述べたように、私の青年期である。たまたま、シェフの本を読んで、この記述に出会ったのである。以下、引用しよう。「嗜癖する人間関係」(注8)という本である。

何年も前に、ユダヤ人で有名な思想家マルティン・ブーバーは、我と汝と呼ばれる人間関係について本を書きました。

（中略）

私には彼が、嗜癖的人間関係とそれをどう扱うかについて述べているように思えます。

（中略）

自己も他者も、名誉と尊敬を与えられた汝として扱われます。I-Thou（我—汝）の概念は、しらふを別の方法で表現したものだと思います。私たちがしらふ（霊性のプロセス）で動くと、自分自身も含めてすべての人生が「汝」のように扱われ、人間関係は聖なるものの反映となります。自分からすすんで嗜癖に向き合い、回復しようとするなら、この可能性は私たちすべてに開かれます。逆説的に言うと、もし私たちが親密さから逃走しなかったら、自分自身や全宇宙との「汝」関係に導かれたかもしれないのです。—以下略—

（ここで、シェフが、しらふと表現しているのは、「我—それ」の嗜癖から脱却した世界のことである。アルコール依存症のケースを考えると、一番解りやすい。）


b．S・グロフのスピリチュアル・エマージェンシーとしてのアディクション

現在アメリカの、トランスパーソナル心理学・精神医学の代表的存在とされているスタニスラフ・グロフは、人生をさらに成熟させ充実させるように導く進化のプロセスにおける困難な状況

を、スピリチュアル・エマージェンスと定義する。そして、この困難が急速かつ劇的に起こり、危機的状況になることを、スピリチュアル・エマージェンシーと呼んでいる。しかし、この危機は個人の成長、深い洞察、創造活動や人格変革のすばらしい機会ともなり得ると述べている。それは、非常に深い超越体験への入口になる。

彼は、スピリチュアリティ（霊性）という言葉を、個人の生と存在の全体に神的性質を与える、ある次元のリアリティの体験に関わる状況を表すための語と述べている。

そして、アディクションは、上記のスピリチュアル・エマージェンシーではないか、と述べている。例えば、アルコール依存症が重症化したとき、「霊的破産」あるいは「魂の病い」と表現し、自らの虚弱な魂の治癒を「復活（再生）」だと呼んでいる、と。

そして、ＡＡの十二のステップを評価し、それは「霊的覚醒」の可能性を提示し、人々が祈りや瞑想を実践して、自己の体験を他者への奉任に変容させるように動機づける、と。彼等がどん底から回復する旅は、自我―死と再生のプロセスそのものである、と述べている。

注1：湯浅泰雄「霊性問題の歴史と現在」湯浅泰雄監修『スピリチュアリティの現在』人文書院、二〇〇三年

注2：永見勇「スピリチュアリティとキリスト教」湯浅泰雄監修『スピリチュアリティの現在』人文書院、二〇〇三年

注3：天外伺朗『心の時代を読み解く──二十一世紀に宗教は必要か』飛鳥新社、二〇〇二年

注4：J・ボウカー（脇本平也監訳）『苦難の意味──世界の諸宗教における苦難の諸問題──』教文館、一九八二年

注5：ブーバー（野口啓祐訳）『孤独と愛─我と汝の問題─』創文社、一九五八年

注6：マルティン・ブーバー（田口義弘訳）『我と汝・対話』みすず書房、一九八二年（本書への引用は、この書からのものである。）

注7：斉藤啓一『ブーバーに学ぶ』日本教文社、二〇〇三年

注8：アン・ウィルソン・シェフ（高畠克子訳）『嗜癖する人間関係』誠信書房、一九九九年

注9：スタニスラフ・グロフ、クリスティーナ・グロフ（安藤治、吉田豊訳）『魂の危機を超えて─自己発見と癒しの道』春秋社、一九九七年

第二部 体験記を読む

第一章　依存症：愛するが故の酒との訣れ

一、胚胎《はい》する依存症

この体験記の主人公、栗原司が、恐らく彼の生涯のどん底と思われる時に、父に対し心の中でつぶやいた言葉、「産んでくれと頼んだ覚えはない、勝手に産んで、こんなアル中に育てて……」に接した時の私の最初の印象は、何と不遜《そん》なというものだった。恐らく私でなくても、多くの人はそう思うであろう。「産んでくれて、お父さん有難う、産んでくれてお母さん有難う」は、世間一般の常識だ。しかし、その後、よくよく考えてみて、これは彼の偽らざる純で正直な告白だと思うようになった。赤ん坊は泣き叫んで、この世に産まれてくる。ケラケラと喜び笑って産まれてくる子は一人もいない。釈迦仏教は、この世を四苦八苦であるとした。

明治維新になって、栗原家は、先祖伝来の職を失うことになり、しかも三代続きの養子を迎え、一代二代と事業に失敗したものの、先祖は徳川時代に、箱根山の麓で参勤交代の大名の休憩所を営んでいて、名字帯刀を許された家柄であった。そのことが家族神話のように受け継がれ、司も祖母からそのことを言い聞かされていた。

　維新後、一代二代と事業に失敗したものの、三代目の養子（祖母の夫）は、必死になって働き、その長男（司の父）も、落ちぶれた家を復興したいという思いは強くあったようだ。父は、畠と山を売って、箱根の屋敷を買い戻し、屋敷跡に鉄筋の家を建てるのが夢だったようで、その用意として貯めたお金は、敗戦によって無価値となり、父の夢は消えた。その分、自分の子に、その志を継がせたい思いは強くあったようだ。その父の最初に生まれた長男は、すぐれた資質の持主だったようで、小学六年の時、腹膜炎で亡くなったが、「先立つ不孝をお許し下さい」と言って、息を引き取ったと言う。父母の悲嘆は大変だったらしいが、たまたま司が、この長男と同じく、逆子として生まれて来たので、長男の生まれ変わりと思って、大喜びしたらしい。そして、司は、すぐ上の兄を差し置いて特別視されたようだ。

　この父の期待に応えるかのように、エピソード2では、五歳の時、母の弟の出征時、見送りの村の人達の前で、あいさつのようなことを言ったり、エピソード3では、小学校へ入学前に、わからない字は、姉と兄に教えてもらいながらも、吉川英治の「宮本武蔵」全巻を読破している。

　また、中学校の頃は、演劇では主役をやり、講談でも才能を発揮し、バレーボール・マラソンでもトップクラス、学業でも成績は上位だった。

さて、明治以降の栗原家の力動的家族病理は、家族神話とその世代間伝達の二字に要約されるように思われる。つまり、明治に入って職を失った栗原家は、かつての名字帯刀の家柄を取り戻したい、取り戻さねばという想いが、家族神話のように引き継がれ、世代から世代へと伝達されていった。その結果、最初の養子は、投機に凝ったが失敗、次の養子も投機に失敗、そして三代目の養子（司の祖父）は、借財を返済するべく働きに働き続けた。この経緯を見てくると、初代、二代目の養子は、共にギャンブル依存症の疑いが持たれる。初代、二代目は共に莫大な借財を遺しながら、投機を止められなかったのである。箱根の先祖伝来の屋敷はすでに人手に渡ってしまっていた。

そして三代目の養子は、必要に迫られてとは言え、働きに働き続けた。恐らく仕事依存症（ワーカ・ホリック）になっていたのではなかったかと思える。この三代目の養子（司の祖父）は、司の印象では、祖母の尻に敷かれていたようだったという。「働きっぱなしで、楽をせず」と、その子（つまり司の父）も述懐している。

父は自身の弟妹と自身の子を含めて、総計九人の子育てをしている。司から見て、父と祖母との結びつきは、父と母との結びつきより強かったという。

祖母のプライドの高さは、雲助が煙草の火を借りに来ても、火種を外に放り投げて、敷居をまたがせなかったということによってもうかがい知れる。祖母は、祖父に対して支配的だったようだ。また、仕事依存症だった祖父は、存在感が薄かったようで、そのために世代間境界が確立されず、そのことによって、司の母は、司の祖母と父間のつながりの強さによって疎外されていた。

祖母のプライドの高さ、支配性はどうして生まれたのだろうか。体験記から知るかぎり、最初の結婚の失敗である。そのことがトラウマとなって、そのトラウマを防衛するために、過剰なプライド、必要以上の支配性が必要だったのだろう。

司は、母に甘えた記憶はあまりなく、何かあるとすぐ父に言いつけると言われ、母は司にとり安全基地とはなり得なかったようだ。その上、司のあと、すぐに妹が生まれ、司は祖母にあずけられた。司は、祖母からかわいがってもらったと述べているが、過剰なプライドと必要以上の支配性を持っていたこの祖母の影響を受けないはずはない。

さて本稿の最初に挙げた司の心のつぶやき、「産んでくれと頼んだ覚えはない、こんなアル中に育てて……」は、母が疎外されるような、祖母・父間の強い結びつきのため世代間境界が確立されず、過剰なプライドと支配性の強い祖母という土壌にあずけられた司の環境を考えれば、理解できないことはない。幼時期エピソード1や、中学生の頃の演劇への熱中にうかがえる司のナルシシズムの傾向は、この祖母の影響ではないかと思われる。また、父の司への期待の強さは、司にとって心の負担ともなったであろう。

彼は、その心の負担の重さが、どこに由来するのかわからないまま、負担軽減の意図でもって酒に親しむようになったのではなかろうか。

とにかく、中学生迄は、父は司に強い期待を抱き、その期待は満足できるものだった。そのために、司を特別視し、その期待の強さ（依存と言ってもよいかもしれない）のために、司を叱るということを全くしなかった。

司に問題があると、母は父に言いつける、と口癖のように言いながら、司は父に全く叱られたことが無かったというのは不思議な関係である。

以上を要するに、栗原家の家族内に動いていた病理は、明治維新以来の家族神話にとりつかれていたこと、しかもそれを代々伝達していて、神話の回復を目ざしていたことにあるようだ。

司の父も、その神話を受けつぎ、一代目、二代目、三代目の養子も父自身もその実現を果たせぬまま、その実現を、司のすぐ上の兄を差し置いて、司に託した。それは、早く亡くなり、すぐれた資質を持つと思われていた長男と同じ逆子として司が生まれ、長男の生まれ代りと思われたからだった。

このようにして、司に強い期待と同時に強い負担もかけられた。一代目、二代目の養子はギャンブル依存症、三代目の養子は仕事依存症、そして明治以降初めて養子でない跡継ぎとして生まれた司の父は、自身が神話の実現を果せぬまま、それを司に委ねた。神話の実現は、託されたものにとっては強い負担であり、明治以降の一代目、二代目、三代目は上記のように依存症となり、四代目の父は、それを実現できぬまま、兄を差し置いて司に託した。世代間伝達は、神話の不実現と同時に、付随的に依存症に迄及び、それが司のアルコールへの依存となって現れたように思われる。

二、転落

高校へ入学後の司は、中学時代とは全く対照的に、転落の一途をたどる。思春期・青年期へと来て、親から自立の時期に至り崩れ出したという印象を受ける。親から離れて、アイデンティティ形成へと向かう時期に、それがスムースに進まない。

「俺は一番えらい、ただ勉強をやらないだけ」とか、「『俺は不良だ』と自分でもそう思っていました」というような言葉が目に付く。そのうちに、父に事件が起きる。まるで不況の風が栗原家に吹き出した、という印象である。高校二年の三学期になって、出席日数不足、単位不足という事態を招き、結局、自主退学となる。

その後、美容師の資格をとり、その道を歩むが、アルコールの離脱症状が出るようになり入院となる。殆んど毎日が酒漬けという状態で、そのうちに彼女ができ、つきあうようになり、二十六歳で結婚式を挙げるが、飲みつぶれて、式がいつ終わったという記憶もない。子供が生まれるが、その後も入院が続き、四回目の入院の時に離婚となる。二十九歳の時である。その後も入退院を繰り返し十四回入院している。

父は、断酒会へ司を連れて行くが、彼は途中で抜け出し飲酒している。父は、断酒会での体験談で「何度、司を殺そうと思ったかわからない、殺して自分も死ぬ」と語る。

断酒会への出席は、二～三回で終り、静岡県断酒会鷲山会長の紹介で、和歌山断酒道場へ入所することになる。

昭和四十四年七月、三十四歳のときである。

三、和歌山断酒道場における死と再生

司は道場へ入所したが、全く酒をやめる気がなく、かくれて飲酒し、三回見つかっており、三回目の時、破門となる。十月になっていた。

破門後、尼崎へ行き職を見つけ、就職の契約をするが、その後、気が付いたのは、翌日の大阪

の岸和田市警察の留置所の中で、泥酔保護されていた。このことは、断酒道場へ電話連絡され、児玉道場長にひきとりに来てもらうことになる。この時、「生まれて初めて人に迷惑をかけたと思った」という。結果、K市の精神科病院へ入院となる。

この病院へ、父は静岡から入院手続に来たが、司に面会せずに帰った。

それを聞いて、司は、本章の冒頭一、の項の最初に掲げた言葉を呟く。「産んでくれと頼んだ覚えはない、勝手に産んで、こんなアル中に育てて」と。

しかし、その後、司は反省する。七月から十月迄、最初の入所の三ヵ月間、彼は道場長の教えに反発しながら過ごしたが、その間道場長から聞いた講話のいくつかは、彼の脳裏に残っていたのではないだろうか。

「息子の顔がポンと浮」ぶ。「お前は自分の子に何をした」と自分に問う。「自分は子に何もしていない」「その子は私の父に育てられた」と気付く。自分に何の取り柄《え》もない、子供のためにも、こんな自分は生きていてもしようがない、死のうと思う。しかし死に場所が見つからず、大口叩きのくせに、お前は死ぬこともできないのか、と自分を責める。彼のうぬぼれが完全に打ち砕かれた。

その後、病院の作業療法に就くが、彼はそこで一緒にやっていた統合失調症患者のように、長時間それを続けることができず、その上、毎日も続けられなかった。

彼は、今迄馬鹿にしていた統合失調症患者より能力的にも人間的にも、はるかに以下だと思う。その時、統合失調症患者より御光が射して来た。彼は疑い、自分の眼をこするが、御光体験は、強烈に胸に残った。

彼は、その後、自分のアルコール問題を、初めてアルコール依存症と認め、自分の心の内面に、アルコール以外にも問題があることに気付く。入院期間は、約一ヵ月半で、年の暮に、道場への再入所を許される。

最初の入所時と、再入所時と比較して、彼に明らかな変化か起っていた。

断酒道場は、和歌山県下由良町白崎にあり、海に面した風光明媚《び》なところであるが、最初の入所時は、この景色が眼に入らなかった。再入所の時は眼に入り、きれいだと思ったという。次に、児玉道場長から受けた印象。最初の入所時は、「百姓みたいな顔の、坊主の出来損ない」だった。そして「反省をして云々《うんぬん》」の講話にあほうが、と批判的で、断酒誓約の文の中の「社会に害毒を流した」とか、「酒に罪無く」の「害毒」とか「罪」という言葉に反発した。

しかし、再入所時は、「完全にギブアップ」「道場長にすべてを、お任せしよう、委《ゆだ》ねようと思い」道場長は「足を向けて眠れない存在」になっていた。「救いの神のように思え、この人がいなかったら、俺は死んでいたなあと思」った。

また、再入所で、道場長の教えで、今でも心に残っているのは、「己れを知れ」ということだった。そして、「もう一人の自分、客観的に自分を見られる自分を、つくろうと思」った。

昭和四十五年三月、断酒道場を修了する。

三十五歳だった。

四、門出

司が体験記で述べている中間施設とは、精神科病院を退院した患者が、直ぐに社会復帰するのではなく、社会に適応できるよう、社会復帰迄に、作業などに従事して一定期間、訓練を受けるところである。その施設の職員として雇用された。

この施設には道場修了後八ヵ月勤めた。この施設を辞める迄に、司が体験した幾つかを採り上げよう。
①道場修了後、一ヵ月に一回位道場を訪れていること。司にとって、道場長は、修了後一年間は神様であった、と述べている。多くの道場修了生の中で、神様のように、道場長を慕い崇めたのは、多分司がトップであっただろう。だから、会社の同じ職員寮にいた、退院したアルコール

依存症者の五〜六人が飲酒していても、司は微動だにしなかった。彼等を、司は自分の過去の姿だと見ていた。

②プロの職人がコンクリート点検のために、その上にあがるのに、いちいち靴を脱いで裸足《はだし》であがるのに感動している。この時、職人の体全体から御光が発した。司は「打ち砕かれ」たと述べている。靴でコンクリートが傷《いた》むわけではないが、裸足になるのは、プロの真剣さ、職人根性だと述べている。今迄になかった司の真剣さ新鮮さである。

③道場修了後、間もなくのこと、用があって静岡へ帰るが、息子に「お父さん」と呼ばれたこと、「パパはお酒をやめてお父さんになったんや、パパは死んだんや」と息子に言われたこと。司が、道場破門後の入院中に、死のうと思ったが死ねなくて自分を責めたが、息子の眼には、飲酒のパパは死に、お父さんとして再生したと映ったのである。

この少し前に、静岡へ帰った時、息子に、「パパお金無いやろ、小遣いあげるよ」と言われ、お金をもらい、そのお金を、ずっと御守りにして大切に持っている、と述べているが、このような父子間の愛の再生は、これ迄の司の体験しなかったことであろう。

④結婚のこと。統合失調症のA子さん、司は積極的ではなかったが、A子さんの親や、M病院の理事長の積極性に押されて結婚することになる。司自身も結婚はまだ早いと思っており、また、

統合失調症という病気についても不安はあっただろう。

　結局、司は次のように彼の心を整理する。離婚した最初の妻への罪のつぐない、運命、天が私に与えた試練。

　そして、中間施設へ行って八ヵ月後、結婚式を挙げた。式には、父は出席せず、母・兄・息子が出た。結婚と同時に中間施設は辞め、妻となったA子の親の会社へ勤め、A子の大阪市内の親の住居に同居した。

五、一途《づ》の断酒会つくり

　結婚して間もなく、断酒会をつくる。同居したA子の親の住居を会場にした。最初の会員は、貝塚市の断酒道場出身者だった。会員は四～五名となったが、半年してオイルショックでA子の親の町工場がつぶれ、その時点で例会場を岸和田市の町民館へ移す。五～六回例会を持った後、阪和断酒会岸和田支部として、会場を岸和田市立公民館へ移す。

　司の勤務も、大阪市内の文房具製造会社へ変わった。その就職面接のとき、アル中で土曜の夕、断酒会へ出席しなければいけないことを告白する。従って、この時間は残業できないという約束をとる。

昭和四十六年頃、会場が岸和田市立公民館へと変わったが、三ヵ月後、会の全員が飲酒し誰も来なくなった。司は、一ヵ月間くらい一人で会場で待っていた。必ず来る、と信じていた。五〜六回目に、家族、続いて会員四名くらいと家族が来た。昭和四十七年頃、断酒道場長の指示で神戸市の道場出身者が参加するようになり神戸市だけで十五人くらい、計三十人くらいになることもあった。文房具製造会社へ入社後一年して、岸和田市へ引っ越す。この会社へは、約七年、昭和五十二年迄勤める。断酒会の方も、大阪府の南部の各保健所の地域に一支部くらいにと支部が増え、二年後、南大阪断酒会としてまとまり、司はその会長に就いた。

六、アルコール依存症専門看護師

米田医師から声がかかり、七年間勤めた文房具製造会社を辞め、M病院へ勤めることになるが、米田医師の急な転任で、病院勤務の最初の目的からずれるが、病院理事長のすすめで看護学校へ通い、看護師の資格を取得したことが、司のその後の人生を大きく変える。昭和五十五年学校を卒業、しばらくは老人病棟に勤めるが、米田医師が辞めて三年目に、新しく建て直されたアルコール依存症の専門病棟へ勤めることになり、病院勤務の最初の目的へ戻り、しかも今度は、断酒についての一指導員ということでなく、アルコール依存症の専門看護師として勤めることになった。この病棟へは、昭和五十七年より六十二年迄、五年間勤めた。病棟では、断酒道場長の「児玉語録」を読む読書会を、週一回やっていた。単に酒をやめるだけでなく、酒をやめてどう生きるか、を共に考える会だった。

その後、昭和六十二年より五年間、大阪府下で最初のアルコール依存症の専門病棟が開設された浜寺病院へ勤めた。この病院でも「児玉語録」の読書会をやった。

次いで、平成四年より平成六年迄、小杉クリニックへ勤める。アルコール依存症の専門外来で、看護師専任ということでなく、ケースワーカーを兼ねたこともやった。ここでも「児玉語録」の読書会をやった。

次いで、同じ小杉医師の開設による小杉紀念病院へ二年間勤めた。「児玉語録」の勉強会の他、家族の会も担当した。

小杉クリニックへ就職の頃より、ＡＡともかかわるようになり、十二のステップの勉強会もやった。

小杉紀念病院での家族会に、一度米田が出席したことがあるが、家族の発言が、ずい分と活発であることが特徴的であった。会後、米田がその事に触れると、栗原は、「私は針のむしろに坐っているような思いで、聞いております」と答えた。

次いで、植松医師が、奈良の西大寺に、アルコール依存症の専門外来を開設するに当たり、乞われて平成九年より平成十五年迄、同クリニックで仕事をする。ここでも、「児玉語録」やＡＡ十二ステップの勉強会を、それぞれ週に一回やる。同クリニックでは、外来患者のグループミーティングを栗原が受け持っていて、米田が、短期間それに参加したことがあり、その場でのＱ＆Ａを後で敷衍《ふえん》して述べた文章を、自著「アルコール依存症」（星和書店）に収録した。

七、父をめぐる離婚と再婚、一輪の花

Ｍ病院へ勤務し、看護師の資格をとり、昭和五十五年頃より老人病棟に勤めるが、この頃、父は糖尿病と高血圧症で、熱海の兄のところから三島へ来て病院へ通っていたが、司のところで看てもらいたい、ということになり、司は父を受け入れることにして、挟い家から引っ越して、父を引きとる。当時の妻のＡ子が、父の介護をいやがり、また統合失調症であることから、それを妻に強要することが長期的に無理であろうことを見越して、司は妻の両親に事情を説明して離婚を申し入れる。

もともと、司はＡ子との結婚に積極的でなく、Ａ子の両親に頼まれ、またＭ病院の理事長の積極性に押され、離婚した最初の妻への罪のつぐない、運命、試練として受けとめていたのであっ

て、父をとるか、A子をとるかという状況の中で、「父をとります」とA子の両親に話したのだった。

他方、勤務していた文房具製造会社の中で、同じ社員であるT子の父のアル中についての相談にのったりという形で知り合い、またその後、岸和田の断酒会に出席していた彼女に、父を引き取ったことを話す中で、彼女が父の面倒をみてくれるようになり、このような関係の中で二人は結ばれる。

八十八歳の御祝いをするということで、大阪から兄の所へ帰っていた父が、御祝いの一ヵ月後、父は兄の所で亡くなった。熱海で葬式を行い、M病院の理事長が、花輪と香典を供えてくれた。

一番下の妹の息子が、花柳師匠のもとで日本舞踊を学び、中堅のレベルであったが、坂東玉三郎丈の眼にとまり、同丈の直接指名で船弁慶という踊で共演することになり、大阪でも公演があり、司はそれを観に行った。

明治維新で職を失った栗原家は、家族神話とその世代間伝達という状況の中で、波乱の多い道を辿《たど》ることになるが、司の甥は、その末裔《えい》に咲いた一輪の花として栗原家の存在を主張しているようだ。

第二章　ひきこもり：母の産みの苦しみと死、その後を生きて

一、追記

ひきこもりのグループワークは、泉野光江の体験記をまとめ終わってしばらくして、解散となった。事情は、これに最初から出席していたW君が、非常勤であったのが常勤雇用となって、土曜日の会への出席が困勤となったことや、他にも同様の勤務の事情で欠席する人が出てきて、最後には泉野一人となったからである。

一人では、グループワークの意味が無いので、解散することにしたのだった。

彼女とは、解散後も時々連絡をとって、その後の状態を話してもらっている。彼女がグループワークに出席するようになってから、就職した特別養護老人ホームは、彼女の体験記にも述べられているが、その就労のいきさつは詳しくは語られていないが、次のような事情だった。

就労募集の広告を見て、就職の面接試験を受けたが不採用だった。それで彼女は、施設長に私から電話をして、再面接を頼んでくれ、というのである。私は電話で、彼女は、かつてひきこも

りだったが、現在は、ひきこもりのグループワークに出ていて、回復に向かって努力をしていると述べ、私が精神科医であることも説明した。結果、再面接を受けて採用となった。ただ、会でその後の彼女の話を聞いていると、その後の就労状況もスムースでないようだった。私は、再面接を頼んだ責任上、就労状況を詳しく知りたいと思い、施設長を訪ねて行った。現在のポジションでは仕事がスムースでないので配置転換を考えているとのことだった。私は、彼女は性格的に素直で良い点もあり、指導して育ててやってほしいと述べ、首を切られることが心配だと述べた。施設長は、首は切りませんと答えてくれた。

解散後も、彼女から私宛に手紙が来て、心配な状況もあった。私は知人の精神科クリニックを紹介し、受診し薬をのむよう指示したりしたこともあった。現在は元気に就労を続けている。

二、体験記を読む

すべての、ひきこもりの当時者が、そんな風であるとはとても思えないが、泉野光江の養育環境はかなり特異である。

借金依存症の養母と、ギャンブル依存症の養父、こんな養育環境で、一体どんな子が育つのだろうかと思ってしまうのだが、最初、私が彼女に逢って受けた印象は、一見明るく、会話もはきはきとしていて、かつおだやかであり、彼女からこの話を聞くまでは、とてもそんな養育環境であったとは、全く想像だにしなかった。

この大変な養育環境から、彼女を救い出し支えてくれたのが、祖母であり、実父であったのだろう。祖母・実父の存在が無ければ、彼女の状態はもっとみじめであり、彼女のパーソナリティも、もっと崩れていただろう。この養母の性格は、かなりのナルシシズムが濃厚で、自己愛パーソナリティ障害が疑われる。この養母をそうならしめたのには、それなりの要因があったと思われるが、すでに高校の時に、退学処分で傷ついており、彼女の結婚も、父の職業故の、意に沿わぬものであったのかもしれない。しかし、遠因はもっと過去にさかのぼると思われるが、詳細はわからない。しかし、泉野光江が、「七、付記」で言及しているように、「自分の子を」、「アクセサリーのように考えていた」のであり、彼女が養母をこのように客観視できていることは、彼女の成長を物語っている、と言ってよい。

彼女が、ひきこもりという状況に落ちこんだのは、必然的だったと思われる。ある意味では、彼女の危機的な環境への自己防衛的反応でもあっただろう。

ただ、ひきこもり状況の中で、全く何もしないというのではなく、読書をして、孤独の状況の中で、自分の思考を働かせ整理していたのは、ひきこもりのプラスの面であったと思われる。読書の中で、「すべては愛と忍耐」という言葉に出会ったのは幸運だった。彼女は、ここを何回も繰り返して読み、それを読んだ日まで記憶している。「生まれて初めて充実感を感じた」と述べている。

これは、彼女の資質の良さを語っている。同じ本を読んでも、素通りして、この言葉に感動しない人もいるだろう。既に述べたが、この資質の良さの由来は、祖母と実父から来たものだろう。体験記の最後の「七、付記」で、彼女自身が語っているように、祖母の「無償の愛」のおかげである。そして、実父の毎月の手紙と生活費の送付が、根気よく続けられたその愛のおかげである。

それにしても、養母・養父の養育環境は、必然的に彼女の自我の成長を困難にしている。

それは、彼女の体験記の「三、脱出の試み」や、「五、試行錯誤」を読めばわかるように、その脱出・回復のプロセスは、かなりギクシャクとしている。ただ救いは、「四、イエスとの出会い」で述べられているように、キリスト教会と出会い、イエスとの出会いの体験があったことだった。イエスの声が聞えたのは、精神医学的には、幻聴と呼ぶべきかもしれない。しかし、夢にも、意味のある夢と、意味のない夢があるように、この幻聴には、意味がある。彼女自身が告白している。写真で確認できたように、「今迄きつく暗く、自分でも見るのが嫌だった表情が、明るくおだやかになった」。その上、教会の牧師や信者達の親切や援助、支えに接することもできた。

その後も、関西ジョイフル教会に出会い、二年間通っている。また、この教会の信者の紹介で、ひきこもりのグループの会に出会うこともできた。

彼女が最後に、「七、付記」で語っている「(C)私」の「自己嫌悪とうぬぼれとの同居」は、養母のパーソナリティそのものであり、養母から感染したものである。しかし、このように言語化していることは、自己洞察を果していることであって、自己洞察はその世界からの脱却を遂げつつあるということだ。無自覚にふるまっている養母との大きな違いだ。

彼女の自我成長の遅れは、上記の教会員との接触・交流や、解散後もひきこもり仲間との電話での交流等で、徐々に回復していくことだろう。夢と希望は、確実に存在する、と言ってよい。

第三章　スピリチュアリティ：苦しみを生き抜いて出会うもの

体験記を読み返して、気付いた点、書き残した点のいくつかについて述べたい。

一、私と母校

「二、疾風怒濤、次ぐ凍結の長い冬」で、放校処分事件の起きた大学に幻滅を感じ、「こんなのは大学ではない」「ロボット医師を製造する工場にすぎないではないか」と言う文がある。これは、その時の私の思いを、そう表現したまでであって、卒業生が、すべてロボット医師だという意味では勿論ない。先輩・後輩に優秀な人材を輩出しており、私は、母校を今でも愛している。

二、対話と愛

放校処分を敢行した大学当局・学長について。教育というのは、教官と学生との間の信頼関係の上に成立する。換言すれば、信頼関係を抜きにして教育は成立しない。単に医学に関する知識を講義で教授するだけでは、教育と言い難い。

「四、アルコール依存症医療」のところで、柳澤桂子の「医師はそのひとの人格以上の医療はできないものである」という文を引用した。研究のみに没頭する基礎医学はともかく、臨床医を育てる臨床医学の場では、特にそのことが大切であろう。

大学は教育の場である。特筆すべきは、放校処分の場で問題となったのは、「思想の自由」に関してである。放校処分された学生の中の、私の知友であるK君もTn君も、共産主義者ではなかった。この二人も「思想の自由」を問題にしたのだ。それは当然、戦中の思想統制に対する反省から起した行動である。

大学当局に、この事についての配慮がなかった、と言わざるを得ない。

勿論、後でわかったことだが、GHQの指示という事情も、大学当局側にあっただろう。しかし、信頼関係を壊さないために、対話が必要だった。

柳澤桂子の文を引用する前の箇所で、私は、「科学主義オンリーに走ると、根っ子にある大切なものが忘れられ失われていく。大切なものとは、M・ブーバーの『我―汝』関係である」と述べた。「我―汝」関係とは、対話と愛の世界である。この事件には、対話も愛も欠如している。学生の言い分・主張を大学側は傾聴し、GHQの指示である、という事情も、大学側は説明すべきであろう。これが対話だ。

今から思えば、当時、私は国際状勢に無知だった。私は、アメリカを少し理想化していたようだった。今、調べてみると、この年の二月にアメリカでマッカーシー旋風が始まり、五月にマッカーサー元帥が、共産党の非合法化を示唆し、六月にマッカーサー元帥が、共産党中央委員二十四人全員の追放を指令、六月に朝鮮戦争が始まっている。七月、企業のレッドパージが始まった。

これらの状況を考えれば、助教授のレッドパージもやむを得なかったのかもしれない。大学当局は効率（M・ブーバーの「我―それ関係」）を優先し、時間のかかる厄介な対話（我―汝関係）を削除した。しかし、効率を優先し、厄介さを回避するところに教育は存在しない。

ねばり強く対話を優先するところから、教官と学生間の信頼関係が醸成され確立していく。その上に、学生の臨床医師としての人格は育っていく。

レッドパージがやむを得ないものであれば、対話を重ねた上、実行すればよい。そして、思想の自由を守れなかった責任をとって、学長は学長職を辞任すればよい。そうすれば、学生も納得するだろう。放校処分など全く必要ない。

三、依存症医療から学ぶ

直接言われたわけではないが、一方では、こんな声が私に聞える。「お前は要領の悪い奴だ。医学の学校に入ったのだから、医学の勉強だけやっておればよい。文学の読みすぎだ……等々」。しかし、私が要領の良い人間だったら、後日、アルコール依存症の医療を回避していただろう。最近は、この医療に関心を持って従事する医師が出て来たが、それは、断酒会という自助グループが完備してからのことだ。私の場合は、自助グループ造りから始める必要があった。当時約一年前に小杉好弘医師が、ある病院内で、ひそかにこのグループ造りを始めていたが、それは後になってわかったことだった。大阪府、和歌山県……近畿一帯に、そのような自助グループは全く存在していなかった。

しかし、私はこの依存症医療から学ぶことが多くあった。母校の精神医学教室の同窓会の叡修会誌に寄稿したことであるが、この依存症医療の結果、統合失調症の世界について、今迄見えなかった新しい視野・視点を得ることができた。もともと私は、統合失調症の研究を志望していたのだった。

四、放校学生の転帰

話題は変わるが、大学の卒業式の日、式のあと、ホテルで祝賀会が開かれることになっていた。だが私の気持ちは、祝賀から遠いところにあった。私は、会を欠席することにして、式後すぐ、以前放校された私の知友K君と、その私宅を訪ねたことのある基礎医学のY教授を訪ねた。教授は会ってくれたので、早速放校処分に遭った学生の復学について打診した。同教授は、今、教授会はそんな雰囲気でないと答えられた。しかし、その後何年か後に、放校された学生達は復学して来た。それは裁判の結果なのか、学長が変わって教授会の雰囲気が変わったせいなのかよくわからない。しかし、私の知友K君も、Ｔｎ君も帰って来なかった。K君は、他校の医学部に転校しており、Ｔｎ君は既に就職していた。

五、「空」のこと

「五、信仰」の項で、牧師宛の長い手紙の中から選んだ箇所で、「空」について述べている。この私の記述は、かなり個人的なものかもしれない。般若心経の解説書を何冊か読んだが、このような解釈に出合うことは無かった。

総括――苦難と宝

本書のタイトルは、「苦難が宝に変わる物語」である。物語として、依存症、ひきこもり、スピリチュアリティそれぞれの体験記を掲載させていただいた。

この世の宝と言えば、お金、地位、名誉、財産等々を挙げられる方もいるだろう。私は一概にそれを否定するつもりはない。しかし、これらは、うつろいやすいものである。もっとも、この世とはそういうものだ、と言ってしまえばそれまでであるが。

他に宝があるのだろうか。

とりあえず、このテーマに沿って本書の体験記を読み進めていくことにする。

一、依存症

「第三部　体験記を読む」の「二、転落」の項で、次のような主人公の言葉が目に付く、として筆者は以下の文を挙げている。

「俺は一番えらい、ただ勉強をやらないだけ」「『俺は不良だ』と自分でもそう思っていました」。

「天才とは努力する才のことだ」という言葉があるが、従って勉強をする努力をしなければ、えらいとは言えない。また「不良だ」と言いながら反省する気配は一向にない。

体験記の主人公は、「六、高校時代」の最初のところで、「高校へ入ってより、俺は何でもできるという想いが強くありました。今思うと、強いうぬぼれだと思いますが、当時はそんな風に思っていませんでした」と述べている。まさしく、強いうぬぼれだ。

「そちらの方が楽だった、という単純な理由だけで」「不良組に入りました」とあり、「遊ぶ方が面白くなり、……いわゆる悪友と遊びました」とある。

この当時の主人公は、強いナルシシズム（うぬぼれ）の中にいて、人生を生きることを、苦とは考えていなかったであろう。

この主人公が、人生を苦と考えたのは、断酒道場を破門になり、その後、岸和田市の警察に泥酔保護された後、K病院へ送られた時のことだ。この時、彼は自殺を考える。しかし、彼は自殺できなかった。その後の人生が、彼にとって一番苦と思われたであろう。

幸い、彼は児玉という指導者に恵まれ、この指導者にすべてをお任せしよう、委《ゆだ》ねよう、と決意する。児玉は、彼にとって神のように思え、道場修了後も、一年間は神様でした、と述べている。もし、児玉との出会いがなければ、彼の人生はもっと険しく苦しいものだっただろう。しかし、彼は破門されるまでは、この指導者をそんな風には考えず、反発し、隠れて飲酒していた。

「出会い」とは、同じように会っていても、状況によってそれが成立する時と、しない時がある。彼が自殺を考える程の苦に直面した後、初めて児玉との出会いが成立したのだ。このように考えると、この苦は、まさしく宝のようなものではないか。児玉との出会いによって、その後の彼の人生は、大きく変わる。決して楽ではなく苦しい努力であったかもしれないが、この出会いの後、彼の人生は、希望と目標のあるものとなった。それは、体験記を読めば明らかだ。出合いの後の苦は、一つずつ宝へと変化していった。

アルコール依存症の専門看護師となることは、誰にでもできることではない。しかし、彼は大阪府下のアルコール依存症専門医達から専門看護師として貴重視される存在となった。実現しなかったが、植松クリニックへ就職する際にも、東布施辻本クリニックからも声がかかっていた。

出会いが成立後の児玉道場長が、彼にとってどのような存在であったか、を考えてみたい。彼が岸和田市警察署に泥酔保護されて、児玉道場長に迎えに来てもらった時、「生まれて初めて人に迷惑をかけたと思った」と述べている。この話を、筆者が後で聞いて、あなたは親に迷惑をかけていないのか、と問うたところ、彼は「親は別」と答えている。また、「自分の子だから、とことん面倒を見るのは当り前、それは親の勤めと思っていた」と述べている。しかし、これは、親に対する強い甘えと依存の感情である。

彼の父と、児玉道場長とは、どんな風に異なっていたのだろうか。勿論、父は彼の言うように親であり、児玉は指導者であり、そんな違いは勿論あるだろう。

食事の時の様子を比べてみたい。ふつう、家庭での食事は、食を介しての一家団らんの場であり時である。勿論、そこには、しつけの問題も存在するだろう。けれども、栗原家では、食事のとき話をすることは禁じられていた。熱海や箱根のあたりに、そういう風習があるのかどうかよく知らないが、これはしつけと言い難いだろう。むしろ、司の父親の支配性によるものではないだろうか。「父は私にとり大変恐い存在でした。母は何かあるとすぐ『父に言いつける』とおどかしました……」とあり、父に叱られたことは一度もなかったが、「父の無言が恐かった」と述べている。「無言で食べることが掟《おきて》のようであり、誰か喋ると叱られた」と述べている。

破門後、再入所を許されて、最初の食事にみそ汁が出て、思わず旨《うめ》え、と大声を出し、栗原家の習慣で、てっきり叱られると思っていたら、「道場長は、『今のは心の底から出た言葉、実感がこもっている』と言われうれしく、有難く思った」と述べている。

栗原家では、食事時に喋ると叱られ、道場では、「今のは心の底から出た言葉、実感がこもっている」と受容と共感をもって受けとめてくれた。

司の祖父がよく働いたように、父もよく働いた。自身の学歴を優先するよりも、両親の子迄をも含めて育てた。父の末の弟（四男）は早稲田大学を出ているから、父自身の学歴無視は、よく働いた司の祖父の影響か、祖母の影響か、父自身の考えなのかよく解らない。しかし、家族神話を復活したい想いは強くあったようだ。司に、道場長がそうしてくれたように、父は受容的でも共感的でもなく、司に期待することが大きく、その強い期待は、ある意味では司への依存であり、それは司にとって重荷であったかもしれない。依存と支配は、コインの表と裏のようなものである。

児玉道場長は、入所者に特定の宗教を押しつけたわけではないが、その断酒理念には、スピリチュアリティが内蔵していることが特徴的である。児玉は、八丈島時代に、キリスト教会へ足しげく通い、また八丈島のあとの静岡で参禅している。

児玉は、自身の生き方を体験的に追求していって得た考えを、断酒理念として、道場で入所者に話した。児玉は、真の生き方を追求していくとき、酒は止めるものでなく、飲めなくなるという。

従って、理論・理屈よりも、感化による影響も大きいと思われる。筆者は、拙著「人間復活への軌跡」(注1)の中で、その点に触れ、正木正の著書(注2)より、感化の構造についての文を引用した。そこではフランクルのロゴテラピー、ブーバーの我と汝の関係、即ち実存的応答に触れている。

司は三回結婚しているが、三回目のT子との結婚で、愛による結婚を成し遂げたと考えてよいだろう。最初のK子との結婚は、そのいきさつはK子が司を好きになったことによるが、好きは必ずしも愛と同じではない。エリクソンは、そのアイデンティティ論で、前成人期で愛をとりあげており、愛する能力は、自我の発達やアイデンティティの発達と関係している。最初の結婚時、司は酒への依存が強烈で、人間関係においても高校時代を見てわかるように依存的で、最初の結婚は、好きと依存とが混合したようなものではなかったか。飲みつぶれて、いつ結婚式が終わったのか覚えていないというのでは、とても愛による結婚とは思えない。愛には、理性や責任が内在するが、好きには、それらが内在するとは限らない。また二回目の結婚は、A子は司に好意は持っていたが、司自身は積極的でなく、最初の妻への罪悪感のつぐない、運命、天が与えた試練として受けとめ、結婚に踏み切るが、これも愛による結婚とは思えない。

司は児玉との出会い後、いろいろと努力を重ねた。

その努力のプロセスで、甘えや依存が、愛へと育ち成長していったのだろう。

以上述べたことを、もう少し簡約化してまとめてみよう。自殺を思いつめる程の苦に直面した後、同じ院内作業をしていた統合失調症患者から御光が射してくるというスピリチュアルな体験をする。その後、道場への再入所で児玉道場長との出合いが成立する。児玉断酒理念を体得後道場を修了。修了後勤めた中間施設で出合った統合失調患者のA子の好意や、その周りの積極性に押され、最初の妻への罪悪感とそのつぐない、運命、試練として結婚に踏み切る。そのあと、ひたすら断酒会作りに励む。南大阪断酒会の会長となる。

その後、中間施設後勤めた会社を七年で辞め、M精神科病院へ勤める。そこで、看護師の資格をとり、静岡より病気の父を迎える。父の介護をめぐってA子と離婚、T子と初めて愛による結婚をする。このあと、M病院のアルコール依存症専門病棟、浜寺病院のアルコール依存症専門病棟、小杉クリニックのアルコール依存症専門外来、同じく小杉記念病院でのアルコール依存症看護、最後に植松クリニックのアルコール依存症専門外来に勤める。

上記で、児玉道場長との出会いが成立した時の苦は、宝のようなものではないか、と述べたが、それ以降、司が成し遂げた業績は、それ迄全く存在していなかった大阪府下の南部に、一保健所管轄に一断酒会支部ができるほどの断酒会発展の原動力となったこと、そして、五箇所のアルコール依存症専門施設の専門看護師として勤めあげたことであろう。

つまり、児玉道場長との出会いが成立する因となった苦は、上記の業績として稔《みの》りを遂げたと言えるのである。まさしく、この業績は宝であり、苦難が宝に変わったのである。

二、ひきこもり

ひきこもりの体験記の主人公泉野光江は、強いナルシシズムの持主で借金依存症でもある養母と、ギャンブル依存症の養父に育てられ、しかもこの養父母の関係は養母の不倫行為のため安定したものでなく、遂には離婚同様の状況に陥るが、かろうじて光江を支えていたのは、同居の祖母と、定期的に生活費を送金してくれ、小学校へ入学後は二～三ヵ月に一回位逢いに来てくれていた実父であった。

それにしても、上記の養育環境は、光江にとって決して心地良いものでなく、彼女の心に多くのトラウマを与えたであろう。彼女は、中学一年の頃より二十歳頃迄、毎晩泣いて暮らしたのである。そんな影響下で勉強にも身が入らなくなり、大学受験に失敗する。次の年も失敗する。祖母にすすめられた専門学校の受験も失敗する。そして、二十一歳より二十八歳迄七年間ひきこもる。

二十八歳になり、養母から無理やり職に就くよう、就職面接に連れて行かれ職に就くが、長続きせず、その後も同様。その後、実父にひきとられ、実父の近くの長屋を借りて職に就く。その通勤途上、チラシをもらった縁からキリスト教会と出会う。最初はゴスペルソングにひかれ教会に通うが、その後聖書の解説を聞くようになり、イエスの死の意味を学ぶ。その後通勤途上、イエスの血潮の津波を感じたり、イエスの声を聞くという幻覚体験があって洗礼を受ける。

その後、自身の表情が全く変わり、おだやかになったことに気付く。光江の出生直後の実母の急死、その後の不安定な養育環境。大学受験の失敗、ひきこもり、その後も安定しない就労状況等々、このような光江の成育史をたどると、決して安楽で楽しいものでなく、むしろ苦の多いものであっただろう。

その後、イエスとの出会いがあって、自身の表情が全く変わり、おだやかになったことに気付く。私は、苦の多い人生途上でのイエスとの出会いは、彼女にとって宝ではなかったかと解する。苦の多い人生であったが故の宝なのだ。それが、イエスの意味である。

彼女は洗礼を受け、教会通いを続ける。

その後の彼女の就労状況は、永続きせず、ギクシャクとして順調でないが、それは彼女の養育環境で、養父母の依存症というトラウマにさらされ続け、それが彼女の自我形成に大きくマイナスの影響を与えていた故と解する。彼女は、ひきこもりのグループワークに参加することによって、仲間との交流の中でそのトラウマを癒し、会の解散後も、会のメンバーと電話で交流し、キリスト教会では牧師や信者との交流の中で、そのトラウマは次第に癒されつつあり、それを自我形成・強化へと役立てているようだ。

二〇一二年五月、特別養護老人ホームに就職以来、二〇一五年三月現在三年弱になるが、この期間の勤務を維持し続け得たのは、上記の自我強化の結果であると考えたい。

彼女の場合も、苦しみがイエスの死の意味を学ぶことにつながり、そのことが彼女にとって生涯の大きな宝となることだろう。

三、スピリチュアリティ

この総括では、苦難と宝をテーマにしている。体験記「スピリチュアリティ」でも、このテーマに沿って稿を進めることにする。

この体験記で、体験記の主人公が、苦難として問題にしているのは、教育の場での、M・ブーバーの「我―汝」関係の欠如である。M・ブーバーは「我―汝」関係を真の関係としてとらえている。従って、ブーバーが、ただ関係という言葉を使用しているときは、「我―汝」関係を指す。教育の場では、「我―汝」関係が大切となる。

しかし平穏な学生生活の中では、そのような関係の質が問題とされることは余りない。医学の知識を講義の場で、我—それ関係として教授されていても余り問題とされることはない。しかし放校処分のような学生の将来を左右するという重要な場面では、それが「我—汝」関係に立脚してなのか、「我—それ」関係なのか問題となってくる。つまり「教育」というレベルで、そのことが問われてくる。

予科の頃は、日常生活の中で我—汝関係は存在した。教授の私宅を訪ねて行っても、気持ちよく応じてくれ、対話してくれた。

しかし、この事件以降は、本科に於ける師弟関係は「我—汝」関係を欠き、「我—それ」関係のみの世界として受けとられた。M・ブーバーは、「それとともに生きる者は、人間ではない」と述べている。まさしく「人間ではない」状況に置かれて、「勉学に集中できな」くなり、勉学の意欲は落ち、「心が凍結されたような状態」となった。それは、まさしく「疾風怒濤、次ぐ凍結の長い冬」となった。

勿論、当時はM・ブーバーの思想を知っていたわけではない。またM・ブーバーのいう「人間ではない」状況に置かれても、それを苦として受けとるかどうかは、個々まちまちであるかもしれない。

体験記の主人公は長い心の凍結の時期を経て、フランクルの著書によって人生を生きて、いろいろと体験するその個々の意味を知ることができ、ブーバーの著書によって、今生きているのとは別の「我と汝」関係の世界のあることを知り得た。

長い凍結は、この二人の著書によって解凍されたのだった。それはやはり、苦難の果てに遭遇した宝と言えるものである。

注1：米田栄之『人間復活への軌跡』は絶版のため、米田栄之『アルコール依存症』（星和書店、一九九九年）の第三章に再収録。

注2：正木正『道徳教育の研究』金子書房、一九六〇年

あとがき

一、生きる方向、生き方に行きづまり、迷い、飲酒の深みに陥り、溺れる。(→アルコール依存症)

同様に、生き方に行きづまり、迷い、社会からひきこもるが、その出口が見つからず、悪循環に陥る。(→ひきこもり)

こう考えると、依存症も、ひきこもりも、生き方の病いであり、前者は近代の、後者は現代日本の時代病理がもたらしたものと言える。

前者、後者何れに於ても出会いが成立せず、M・ブーバーの「我–それ関係」の悪循環に陥っている。M・ブーバーが「我–汝関係」として述べているように、またフランクルも「出会い」には、超越者のかかわりが存在していると述べているように、「出会い」には、おのれや、あなたを越えた超越的存在・宗教性・スピリチュアリティのはたらきがある。それが恩寵なのであろう。

「我–汝関係」を喪失し、「我–それ関係」にのみ終始するとき、そこにどんな社会が生まれてくるか。それは、近・現代の時代病理として、様々な現象を生んでいる。(M・ブーバーは、近代の時代病理について警告を発した哲学者である。）

M・ブーバーは述べている。「我－それ関係」のみに生きるは、人間でないと。

二、「神は死んだ」は、ニーチェの言葉であり、「合理と分析と効率」の、あいまいを許さぬ路線を、近代は、ひたすら歩んで来たが、そこに人類の幸福は生まれただろうか。

相次ぐ戦争と、原爆を始めとする大量破壊兵器の発達、現在に於ても絶えない紛争とテロは何を意味するのだろう。

かつて、私が青年期に出会ったV・フランクルと、M・ブーバー。この二人の思想に、神はしっかりと生きている。

三、第二部第二章の三、で紹介したM・テレサの「自滅の木」の根が吸収しているものは何であろうか。また、その根を下ろした土に枯渇しているものは、何であろうか。それは、スピリチュアリティという根源の泉がもたらす養分ではないだろうか。それによって、その根にある恐れ、不安、怒り、不信等々は消滅するであろう。そして、それは、自己認識の木の枝として述べられてあるような、生きがい、喜び、やる気の枝を伸ばすのではないだろうか。

また、第二部第二章の四、で紹介したフランクルの「意味への意志」を、スピリチュアリティという泉が養ってくれるのではないだろうか。「意味への意志」は、私を超えた「向こう」からの呼びかけに呼応する心の働きだ、とフランクルは述べたが、「向こう」からの呼びかけとは、スピリチュアリティに根ざした呼びかけではないだろうか。また、スピリチュアリティは、苦難を意味づけるとも述べたが、「我－それ関係」の、出口の見えない悪循環の世界である、アディクションという苦の世界に、出口を開くのもスピリチュアリティであった。

本書の三体験記を振り返れば、アルコール依存症の回復の根底に、またひきこもりの回復のプロセスにスピリチュアリティを、そしてまた心の凍結状態の解凍の契機に、その中で神がしっかりと生きているV・フランクルとM・ブーバーの思想との出会いを見て来た。

総じて言えば、本書のそれぞれの体験記から見えてくるもの、その回復の動因にスピリチュアリティの働きがあることを汲みとっていただければ幸いである。

最後に、本書の巻頭に、田中信生先生の玉稿をいただきましたことを、厚く感謝し御礼を申しあげます。

著者略歴

米田　栄之（よねだ　えいし）

1929年　大阪府に生まれる
1954年　京都府立医科大学卒業
　　　　同大学精神医学教室勤務，
　　　　高知市の病院の精神神経科科長，
　　　　大阪府下の精神病院長，紀の川病院長，
　　　　同病院顧問を経て，
2001年　同病院退職

精神科一般診療のほか，1967年友綱断酒会（兵庫県断酒会，奈良県断酒会，南大阪断酒会，和歌山県断酒会の母体）の創設にかかわり，以後これら各断酒会との連携の中でアルコール依存症の医療を進めてきた。

2003年より2007年迄，ひきこもりの家族の会主宰。

2009年より2014年迄，ひきこもりのグループワーク主宰。

全日本断酒連盟顧問，和歌山断酒道場顧問，日本アルコール・薬物医学会評議員，日本アルコール関連問題学会評議員，医学博士。

著者に『酒害についての手紙』（星和書店，1989年），『酒をやめたい人のために<改訂版>』（星和書店，1992年），『アルコール依存症』（星和書店，1999年）。句集『夏蝶』（1977年），『秋汐』（皆美社，1996年）。

苦難が宝に変わる物語

2015年12月11日　初版第1刷発行

著　者　米田栄之
発行者　石澤雄司
発行所　株式会社星和書店
〒168-0074　東京都杉並区上高井戸1-2-5
電話　03（3329）0031（営業部）／03（3329）0033（編集部）
FAX　03（5374）7186（営業部）／03（5374）7185（編集部）
http://www.seiwa-pb.co.jp

ISBN978-4-7911-0921-0